U0340355

桐君传统中药文化

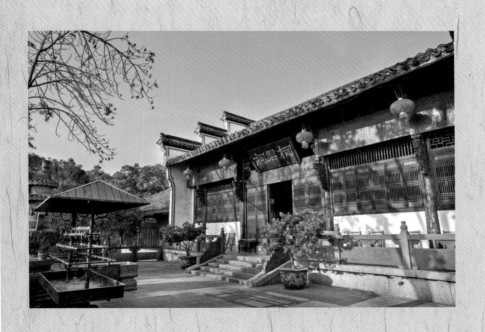

桐君传统中药文化

总主编 陈广胜

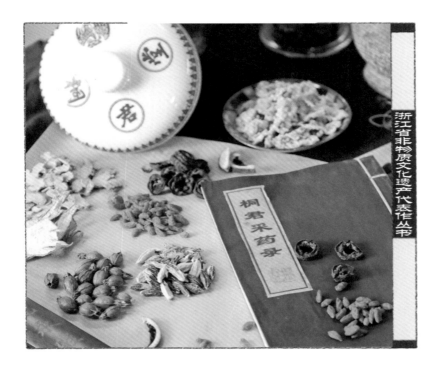

浙江省非物质文化遗产代表作丛书

申屠银洪　沈红霞　编著

浙江古籍出版社

前 言

浙江省文化广电和旅游厅党组书记、厅长 陈广胜

中华文明在五千多年的历史长河里创造了辉煌灿烂的文化成就。多彩非遗薪火相传，是中华文明连续性、创新性、统一性、包容性、和平性的生动见证，是中华民族血脉相连、命运与共、绵延繁盛的活态展示。

浙江历史悠久、文明昌盛，勤劳智慧的人民在这块热土创造、积淀和传承了大量的非物质文化遗产。昆曲、越剧、中国蚕桑丝织技艺、龙泉青瓷烧制技艺、海宁皮影戏等，这些具有鲜明浙江辨识度的传统文化元素，是中华文明的无价瑰宝，历经世代心口相传、赓续至今，展现着独特的魅力，是新时代传承发展优秀传统文化的源头活水，为延续历史文脉、坚定文化自信发挥了重要作用。

守护非遗，使之薪火相续、永葆活力，是时代赋予我们的文化使命。在全省非遗保护工作者的共同努力下，浙江先后有五批共241个项目列入国家级非遗代表性项目名录，位居全国第一。如何挖掘和释放非遗中蕴藏的文化魅力、精神力量，让大众了解非遗、热爱非遗，进而增进文化认同、涵养文化自信，在当前显得尤为重要。2007年以来，我省就启

动《浙江省非物质文化遗产代表作丛书》编纂出版工程，以"一项一册"为目标，全面记录每一项国家级非遗代表性项目的历史渊源、表现形式、艺术特征、传承脉络、典型作品、代表人物和保护现状，全方位展示非遗的文化内核和时代价值。目前，我们已先后出版四批次共 217 册丛书，为研究、传播、利用非遗提供了丰富详实的第一手文献资料，这是浙江又一重大文化研究成果，尤其是非物质文化遗产的集大成之作。

历时两年精心编纂，第五批丛书结集出版了。这套丛书系统记录了浙江 24 个国家级非遗代表性项目，其中不乏粗犷高亢的嵊泗渔歌，巧手妙构的象山竹根雕、温州发绣，修身健体的天台山易筋经，曲韵朴实的湖州三跳，匠心精制的邵永丰麻饼制作技艺、畲族彩带编织技艺，制剂惠民的桐君传统中药文化、朱丹溪中医药文化，还有感恩祈福的半山立夏习俗、梅源芒种开犁节等等，这些非遗项目贴近百姓、融入生活、接轨时代，成为传承弘扬优秀传统文化的重要力量。

在深入学习贯彻习近平文化思想、积极探索中华民族现代文明的当下，浙江的非遗保护工作，正在守正创新中勇毅前行。相信这套丛书能让更多读者遇见非遗中的中华美学和东方智慧，进一步激发广大群众热爱优秀传统文化的热情，增强保护文化遗产的自觉性，营造全社会关注、保护和传承文化遗产的良好氛围，不断推动非遗创造性转化、创新性发展，为建设高水平文化强省、打造新时代文化高地作出积极贡献。

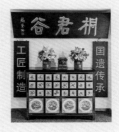

目录

中医药学是中华文明的精华，是中华优秀传统文化的重要组成部分，其人文思想体现了中华优秀传统文化的精髓，为中华民族几千年繁衍生息、日益强盛发挥了重要作用。

中医药学也是中华民族对人类文化的伟大贡献，其基本理念和方法，与未来医学发展方向一致，这已经是中西方医药界的共识。习近平总书记在2015年致中国中医科学院成立60周年的贺信中指出："中医药学是中国古代科学的瑰宝，也是打开中华文明宝库的钥匙。"要求"切实把中医药这一祖先留给我们的宝贵财富继承好、发展好、利用好"。

在中医药历史上，有突出贡献的医药学家有很多。如有"神农尝百草"的神农氏，客观上反映了我国劳动人民在生产生活中发现药物、积累经验的艰苦实践过程，也是药物起源于生产劳动的真实写照，后有《神农本草经》以彰显其功绩；有首创中医学基础理论的岐伯、创立中医养生理论的黄帝，《黄帝内经》就是以两人问答为主要内容，将中医称为"岐黄之术"就是对岐伯和黄帝的推崇；再如张仲景著《伤寒杂病论》，孙思邈著《千金要方》等，不断丰富发展中医理论与实践。还有"识草木金石性味"的桐君，后人也托名著《桐君采药录》，以总结其药物学成就，铭记桐君对中药学的贡献，并尊其为"华夏中药鼻祖"。然而由于其生活于上古时期，文字未兴，这些知识和经验只能依靠师传口授的方式代代相传。直到有了文字，他的医药成就才被后人逐渐记录下来，并经过收集整理形成典籍。这些医籍的问世，总结了前人的经验，有利于几千年积累起来的医药知识流传和推广。大家熟知的《本草纲目》，是李时珍全面整理和总结的16世纪以前我国人民群众的药物知识，是我国本草史上最伟大的著作。

说到桐君，他在中药学历史上地位独特。虽然他的《桐君采药录》未能完整地流传至今，但在古籍中多有引用，特别是三国时期的药典，把《桐君采药录》奉为圭臬。后人大多通过各种药典，一窥其概貌，并将其中药理论总结和发扬。由于桐君老人与浙江桐庐的渊源，桐君传统中药文化在桐庐作为地方文化得以传承，以桐君堂和桐君谷为代表的企业进行产业传承，其独特的炮制方法和道地中药材成为国家级非物质文化遗产项目，实在令人欣喜。

桐君堂和桐君谷是桐君故里成长起来的中药企业，在中药行业颇有名气，申屠银洪是位业内享有盛誉的药师、知名企业家，从事中药工作35年，是个地地道道的中药人。多年来他在中药文化的传承和弘扬上孜孜以求，全身心致力于传统中药文化的传播。申屠银洪作为桐君传统中药文化项目的代表性传承人，经过不懈努力，完成《桐君传统中药文化》的编撰。

中药的发现和应用，在我国具有悠久的历史，有着独特的理论体系和应用形式，是中华物质文明和精神文明的产物，因此习惯上把凡是以中国传统医药理论指导采集、炮制、制剂和说明作用机理、指导临床应用的药物，统称为"中药"。而中医的形成与发展，可以说是源于对中药的认知。有道是，天下草木皆入药，不过有个前提：善于识别和运用。这就需面对两个难题。

首先是道地药材的认识。由于不同的野生药物资源适应不同的自然地理环境，而不同地区的药物资源在临床中功效会有所差异，即俗语所说的"药材好，药才好"。而道地药材是前人在长期实践中通过比较和选择，不断总结经验而确定，产地适宜、品种优良、产量宏丰、疗效突出，并带有明显的地域性特点，沿袭至今就成了优质药材的代名词。对道地药材的研究，是关乎中医药兴衰的重要环节。

其次是药材的炮制方法。为使中药在实践中发挥更大的作用，需要对自然之物的"中药"进行加工改造，中药炮制法应运而生。炮制又称炮炙、修事、修治等，使药材纯净、矫味，降低毒性和干燥而不变质，同时还有增强药物疗效、改变药物性能、便于调剂制剂等作用。常见中药炮制方法有：漂、洗、渍、泡、水飞、切、煨、炒、煅、炙、蒸等，各自有各自的作用。而发酵工艺则更具特点：过程更复杂，时间更久长，要求更严格，变化更无常，参数更优化，品质更良好。

这些都是"技术活"，属于非物质文化遗产的范畴，具有较强的地域属性和文化内涵。可贵的是申屠银洪一贯注重这两个问题，并以职业的敏感和专业的精神妥善解决了。具体内容在书中有详尽阐述，在此不再赘述。

国家高度重视中医药非物质文化遗产的保护传承发展，《中华人民共和国中医药法》第四十二条："对具有重要学术价值的中医药理论和技术方法，省级以上人民政府中医药主管部门应当组织遴选本行政区域内的中医药学术传承项目和传承人，并为传承活动提供必要的条件。传承人应当开展传承活动，培养后继人才，收集整理并妥善保存相关的学术资料。属于非物质文化遗产代表性项目的，依照《中华人民共和国非物质文化遗产法》的有关规定开展传承活动。"第四十三条："国家建立中医药传统知识保护数据库、保护名录和保护制度。""中医药传统知识持有人对其持有的中医药传统知识享有传承使用的权利，对他人获取、利用其持有的中医药传统知识享有知情同意和利益分享等权利。""国家对经依法认定属于国家秘密的传统中药处方组成和生产工艺实行特殊保护。" 这些条文规定为中医药非物质文化遗产传承发展提供了法律保障。

几千年中医药不断发展，关键在于学术传承创新。《黄帝内经》说："得其人不教，是谓失道；传非其人，慢泄天宝。"可见"得其人"很不容易。而申屠银洪从先辈中药师那里得到衣钵，成为桐君传统中药文化的代表性传承人，并着手培养下一代传承人，使其代有传人，生生不息，为弘扬中医药文化、服务民众健康做贡献。

中国中医科学院原院长
中国非物质文化遗产保护协会副会长兼中医药委员会会长

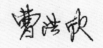

2023年8月

"桐君传统中药文化"作为桐庐国家级非物质文化遗产项目之一，是这座城市最厚重的财富和最珍贵的记忆。如今，在桐庐开启新时代文化名县建设新征程之际，《桐君传统中药文化》一书的出版，可谓正当其时。

习近平总书记指出，中医药学凝聚着深邃的哲学智慧和中华民族几千年的健康养生理念及其实践经验，是中国古代科学的瑰宝，也是打开中华文明宝库的钥匙。作为中医药文化的发源地之一，桐庐因桐君老人结庐采药而得名。在遥远的黄帝时期，桐君老人在富春江畔采百草、识药味，定三品药物，立君臣佐使，被誉为"中药鼻祖"，"悬壶为世人，良药济苍生"的仁德精神历久弥新。

经世代匠心传承，桐君传统中药文化以中药采集与炮制技艺为核心内容，集桐君历史传说、《桐君采药录》文献、桐君山文化遗址、药祖桐君祭祀活动等内容于一体；并以桐庐为中心，以钱塘江流域为辐射源，从江南扩散到华南、西南等地，成为中医药界一致尊崇的共识。特别是近年来，桐君堂和桐君谷作为中药古法炮制技艺主要保护单位，在传承人申屠银洪的带领下，以工匠精神传承桐君中药，以时代精神发展中医药产业,并潜心研究创作《桐君传统中药文化》一书,为弘扬桐君传统中药文化孜孜以求,给桐庐这座城市留下了独特的文化标记,值得我们细细品读、久久回味。

文化作为一种深层次、持久性的慢变量,与历史的厚度、思想的深度、未来发展的进度密切相关。当前,桐庐正深入学习贯彻党的二十大精神,奋力在推进"两个先行"中打造县域标杆。踏上新征程,传承弘扬桐君传统中药文化,发展壮大中医药产业,是高质量建设新时代文化名县的重要抓手。今天,站在历史的新起点上,我们要在回眸中重拾城市的记忆,在传承中凝聚奋进的力量,让新时代文化名县焕发蓬勃生机,携手开创桐庐更加美好的未来。

是为序。

中共桐庐县委书记

2023年8月

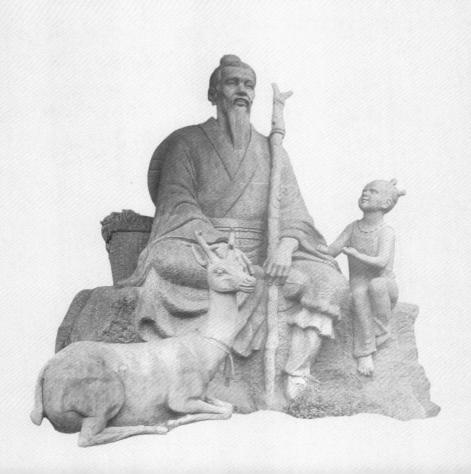

一、概述

桐庐是华夏中医药文化的发源地之一，桐君老人几千年前就在富春大地结庐采药，治病救人，其医药实践成果被后人辑录成《桐君采药录》，成为我国有文字记载以来最早的药物学著作，后人尊桐君为『中药鼻祖』，桐庐成为中国中药鼻祖的故乡，桐君山被誉为『药祖圣地』。

一、概述

桐君传统中药文化以浙江省桐庐县为传播中心，以"悬壶为世人，良药济苍生"为精神，包含中药鼻祖桐君传说、桐君祭祀和中药古法炮制方法等中医药文化基本内容。桐君传统中药文化的产生和发展，有其地域性和独特的地方文化背景。

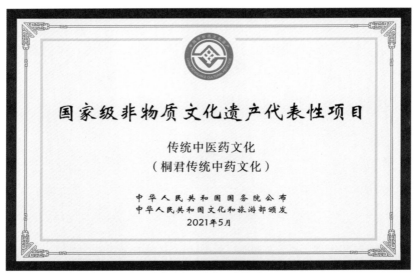

桐君传统中药文化被评为国家级非物质文化遗产代表性项目

[壹] 地理环境

1. 桐庐县地理概况

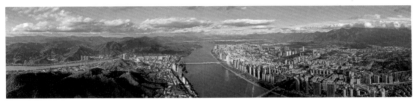

桐庐县城鸟瞰图

桐庐县位于浙江省西部，为杭州市下辖县，地处钱塘江中游，介于北纬 29°35′—30°05′ 和东经 119°10′—119°58′ 之间；以县城桐庐镇为中心，东 20 千米（径距，下同）至牛峰岭界富阳，南 19 千米至羊峤顶界建德，西 39 千米至太阳山界淳安，北 13 千米至陈家山界杭州市富阳区；东南 27 千米至火烧湾顶界浦江，西南 12 千米至大岩山界建德，东北 16 千米至横山埠界富阳区，西北 41 千米至高塘界杭州市临安区。全境东西长约 77 千米，南北宽约 55 千米。总面积 1829.41 平方千米，常住人口 45 万。辖 4 个街道、6 个镇、4 个乡（其中 1 个民族乡），共有 7 个社区、14 个居民区、188 个行政村。县政府驻城南街道迎春南路 298 号。

桐庐自古交通便捷，物流顺畅，凭借着境内富春江和分水江便利的水运优势，往下游通过杭州可以出海，往上游通严州（辖境相当今建德、淳安、桐庐等市县地）、婺州（今金华地区）、衢州、徽州、赣州，甚至福建、广东。南宋定都杭州，桐庐更得地利之便。中华人民共和国成立后，320 国道、杭新景高速先后贯穿桐庐。2018 年，杭黄高铁开通，桐庐迈入高铁时代。现有在建的临建（临金）高速，湖州至杭州西至杭黄铁路连接线、杭温铁路二期，已逐渐形成综合立体交通网和杭州西郊综合枢纽。

2. 桐庐县自然资源

桐庐县以丘陵山区为主，平原稀少，属浙西中低山丘陵区。四周群山耸峙，龙门山主峰牛背脊之观音尖，海拔 1246.5 米，为境内最高峰。中部为狭小河谷平原，山地与平原间则丘陵错落。富春江由南向北纵贯县境东部，分水江自西北向东南汇入富春江。山地、丘陵面积约占 86.3%，平原、水域占 13.7%，呈"八山半水分半田"的格局。

桐庐属北亚热带南缘季风性气候，日照充足，降水充沛，温和湿润，四季分明。年平均气温 16.5℃，无霜期 253 天。年总降水量 1462 毫米，径流量 14.765 亿立方米，年平均过水量 322.062 亿立方米，每平方千米年资源量 80.91 万立方米。一年四季光、温、水基本同步增减，配合良好，气候资源丰富。桐庐有红壤、黄壤、岩性土、潮土、水稻土 5 个土类、11 个亚类、29 个土属、55 个土种，多微酸性。

桐庐野生动植物资源丰富，经鉴定动物种类共 174 科、1121

种；植物种类共 157 科、1149 种，针叶林、阔叶林、水生植被型组完备；另外山茱萸、半夏、覆盆子、白术、黄精、野菊花、葛根、益母草等几十种地产药材蕴藏丰富，尤以白术、山茱萸、覆盆子、六神曲、红曲、白芨、黄精因道地质优而名扬四方，被誉为"桐七味"。

3. 桐君山基本情况

桐君山位于桐庐县桐君街道，富春江和分水江交汇处，与县城隔水相望，相对高度 60 米，地势既险又美。登山而望，平潭澄碧，桐庐县城山水风光尽收眼底。清末梁启超称之为"峨眉一角"，康有为则誉之为"峨眉诸峰不及此奇"，历来有"小金山""浮玉山"之美誉。山上现有桐君祠、桐君塔、丹灶遗址、桐阴问道图、四望亭、江天极目阁、叶浅予故居和摩崖石刻等胜迹，为富春江畔著名风景名山。自唐宋以来，历代文人墨客纷纷驻足，或高歌吟咏，或泼墨挥毫。宋代如范仲淹、苏辙、杨时、朱熹、米芾、杨万里、陆游；元代如萨都剌、邓文原、张久可、俞颐轩、徐舫；近现代如郁达夫、黄宾虹、陆俨少、叶浅予、沙孟海、王伯敏等，留下了大量诗文书画作品。北宋米芾游览桐君山，曾挥毫为"竞秀阁"题匾，留下一段书史佳话。

相传，上古黄帝时期有高士结庐炼丹于此，悬壶济世，不求回报，问其姓名，指桐以示，乡人尊称其为"桐君"。桐君识草

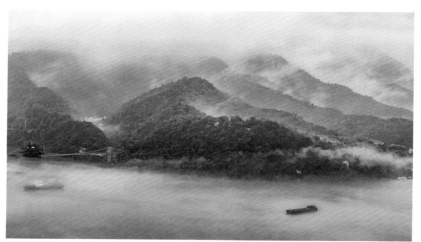

药祖圣地桐君山西南侧鸟瞰图

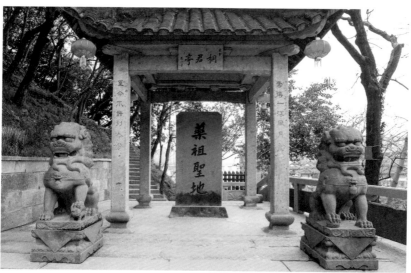

"药祖圣地"碑

木金石性味，定三品药物，后人按其研究成果辑录《桐君采药录》，其所定处方格律"君、臣、佐、使"，沿用至今，被后世尊为"华夏中药鼻祖"。桐君山因此被誉为"药祖圣地"。1986 年 11 月，中国科学院院士、中医学家、药物学家叶桔泉题字"中药鼻祖"。桐君山、桐庐、桐江、桐溪、桐洲、桐山等地名皆由此而来。

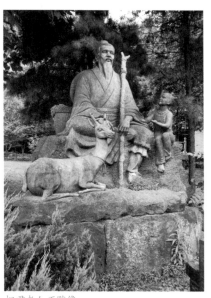

桐君老人石雕像

[贰] 文化背景

1. 桐庐县地方文化

桐庐历史悠久。早在约一万年前，在桐庐大地上，就有先民繁衍生息，今分水镇延村洞出土有人类头盖骨化石，说明那时的先民已经从古猿进化到了智人，也就是人类进化史上最接近现代人的状态；方家洲遗址是迄今为止长江流域第一处距今五六千年的玉石器（作坊）制造场遗址；小青龙遗址确定为是一处距今 4800~4500 年左右的良渚文化早期的新石器时代文化遗址；自三国吴黄武四年，也即公元 225 年始，桐庐就开始设县，至今已有近

1800 年的建县史……

桐庐文化灿烂。在这悠久的历史长河中，祖祖辈辈勤劳智慧的桐庐人创造了光辉灿烂的地方文化，积淀形成了"三大文化""两大精神"：以悬壶济世的桐君老人为代表的中医药文化是桐庐的根与魂；以山高水长的严子陵为代表的历代隐逸文化，视富贵如浮云，教化世人；唯美典雅的诗词文化积淀了中华文明的精华，温暖着人们的灵魂；面对自然灾害，"泰山压顶不弯腰"的"南堡精神"是我们的豪迈与刚强；在改革开放的新时期，"快递精神"又一次诠释了桐庐人通达天下的气魄……

2. 桐君及其贡献

"桐君系中药之祖庭，四气五味之曙光，浙派中医之栋梁。"浙江省国医名师、原浙江省中医药学会会长、原浙江省中医药大学校长肖鲁伟先生如是说。

一是采集百草。中药主要由植物药、矿物药以及动物药组成。因植物药占中药的大多数，所以中药也称"中草药"。各地使用的中药已达 5000 种左右，把各种药材相配伍而形成的方剂，更是数不胜数。经过几千年的研究，形成了一门独立的学科——本草学。在《桐君采药录》中，就较为仔细地记载了采集 365 味中草药的相关信息。比如分辨植物药的天然生长形状特征：根、茎、皮、叶、花、果实、种子等，还包括药物的主要产地、采摘时节等。

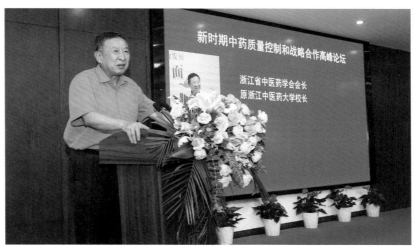

肖鲁伟

南朝齐梁时期医学家陶弘景《本草经集注》序中就有"又有桐君
《采药录》，说其花叶形色"的记载。桐君就是通过采集百草，对
其进行辨别，了解其特点。

　　二是识草木金石性味。中药不仅是指植物药，还包括动物药
和矿物药，因此说是"识草木金石性味"，并且大部分药物并不能
直接服用或使用，而是要经过相应的加工炮制。中药有四气五味。
"四气"又称"四性"，是指药性的寒、热、温、凉。"五味"指药
物的辛、酸、甘、苦、咸。中草药的气、味不同，其疗效也各异。
陶弘景在《本草经集注》序中就指出："至于药性所主，当以识识
相因，不尔何由得闻。至于桐（桐君）、雷（雷公），乃著在于编

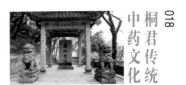
简。此书应与《素问》同类。"因为对药物的"性"和"味"进行了仔细的辨识，才能确定各药物的具体功用和疗效，为药物分类作好充分的准备。

三是定三品药物。"三品药性"是中医术语，最早见于《素问·至真要大论》，详载于《神农本草经》，是古代比较粗略的药物分类方法。把没有毒性、可以多服久服不会损害人体的列为上品；没有毒或毒性不大而可治病补虚的，列为中品；有毒或性较峻烈而不能长期服用，可以祛除寒热邪气、破积聚的列为下品。也即将中药分为上、中、下三品，上品延年益寿，基本无毒，可以长期服用；中品调养治病，毒性较弱，病愈药停；下品攻邪，毒性较强，急症为主，不可长期服用。简而言之，就是上药养命，中药养性，下药治病。在 13 世纪末日本医家惟宗时俊撰写的《医家千字文》中还引用了中国隋唐之际的《本草抄义》一书有关桐君事迹的神仙化传说："桐君每乘绛云之车，唤诸药精，悉遣其功能，因则附口录之，呼为《桐君药录》。"三品分类方法对于现代中药的研究仍有其现实意义。

四是定处方格律。陶弘景在《本草经集注》序载："（桐君有）《药性》四卷，论其佐使相须。"所谓君、臣、佐、使，是指药物在应用于治疗过程中的配伍格律，是在多种药物配成的方剂中，各种药物组成所遵循的法度。君药是在处方中对主证或主病起主要治疗作用的药物，体现了处方的主攻方向，其药力居方中之首，是组方中不可缺少的药物；臣药是辅助君药加强治疗主病和主症的药物；佐药用于消除或减缓君药、臣药的毒性或烈性的药物；使药是引经药，引方中诸药直达病所的药物。君、臣、佐、使等在字面上实质是用来说明方剂的组织形式。方剂是用单味药物治疗的进一步发展，具有综合作用，并能调和药物的毒性，减少或避免不良反应。所以桐君定下的君、臣、佐、使的方剂处方格律，一直沿用至今，对后世中医药发展影响深远。

五是《桐君采药录》。桐君的中医药成就，被后人辑录成为《桐君采药录》。此书是中国也是世界上最早的一部药物学专著。成书于约公元 1 世纪，对天然的动物、植物、矿物，经过一定的采制手段而成为用于治病救人的药物，需要充分掌握辨识这些天然物质的形态特征、主要产地、采集时间、取用部位等相关信息，了解辨识其性味特征、毒性、药用价值等问题，这也是中药五行分类法的源头。《桐君采药录》自成书至今已有近 2000 年的历史，对历代医药学专家都产生了极大的影响，为中药分类、中药药性理论以及配伍原则奠定了基础，具有不可磨灭的历史价值。虽原书已失传，但约成书于春秋时期的古史《世本》一书中，就有"黄帝时臣""擅长本草"的记载，确定了桐君在中国古代药学史上的地位。

六是成就相关地名。对桐庐而言，桐君还有成就相关地名的

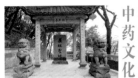
贡献。据《浙江通志》记载："上古有桐君，止于今县东二里山隈桐树下，枝柯偃盖，荫蔽数亩，远望如庐舍，或有问其姓者，则指桐以示之，因名其人为桐君，此山亦为桐君山。"桐君乡、桐庐县也由此而得名。另有富春江在桐庐境内段称"桐江"、到桐君山下与桐江汇合的溪称"桐溪"、桐江中传说桐君种草药的洲称"桐洲"、传说桐君曾采药的山岭也有命名为"桐岭""桐山"的……2004年行政区划调整设"桐君街道办事处"，另外以"桐君"命名的还有桐君路、桐君广场、桐君小学、桐君医院等，大大丰富了本地的地名资源。

3. 相关古籍记载

对于桐君采药的相关记载，屡见于方志和各类医药类古籍。除桐庐当地分别编修于明嘉靖、清康熙、清乾隆、民国等多种版本的《桐庐县志》外，还见于下列相关古籍的记载：

春秋时《世本》："桐君，唐尧时臣，与巫咸同处方饵。"

陶弘景《药总诀·序》："上古神农作为《本草》……其后雷公、桐君更增演《本草》。二家药对，广其主治，繁其类族。"《辅行诀脏腑用药法要》："依《神农本经》及《桐君采药录》，上、中、下三品之药，凡三百六十五味，以应周天之度、四时八节之气。"《本草经集注·序》："至于药性所主，当以识识相因，不尔何由得闻。至于桐、雷，乃著在于编简。此书应与《素问》同类。""又有桐君《采药录》，说其花叶形色；《药性》四卷，论其佐使相须。"

唐贞观三年（629）编撰的《隋书》，有《桐君采药录》三卷条目；成书于后晋开运二年（945）的《旧唐书》，有记载《桐君采药录》条目。

北宋太平兴国八年（983）官修《太平御览》卷八六七直接引用《桐君录》，共有"茗"（即茶）及"茶花"二药。另外《太平御览》卷九五一从三国吴普的《吴氏本草》转引《桐君》"斑猫（即斑蝥）"条，以及"石胆、黄符、白符、黑符、阳起石、白矾石、麦门冬、茯苓、卷柏、当归、细辛、署预、乌头、乌喙、提母、雷丸、虎掌、贯众、芍药、泽兰、狗脊、人参、丹参、玄参、木防己、奄闾、委萎、黄芩、恒山、防风、牡丹、巴豆、莽草、狼牙、落石、鬼箭、房葵、蜀黄环、甘遂、马刀"等条。

日本永观二年（984）完成的《医心方》卷二引唐代的《延年秘录（方）》："神农、桐君深达药性，所以相反、畏、恶备于《本草》。"另此书卷十六引录晋代陈延之《小品方》之文，其中有转引自《桐君》的佚文一条，所记为医方。

直至公元1060年成书的《新唐书》中，仍有"桐君采药录三卷"之记载。

北宋元符元年（1098）唐慎微《证类本草》引陶弘景《本草经集注》注文转引《桐君采药录》（原文有"药录""桐君录""桐

君药录"三种简称）的药物："天门冬（引《桐君药录》，见《证类本草》卷六）、续断（引《桐君药录》，见《证类本草》卷七）、芎䓖（引《桐君药录》，见《证类本草》卷八'藁本'条）、水萍（引《药录》，见《证类本草》卷九）、苦菜（引《桐君录》，见《证类本草》卷二十七）、占斯（引《桐君录》，见《证类本草》卷三十）。"《证类本草》还引北宋嘉祐二年（1057）掌禹锡等人所撰《嘉祐补注神农本草》（又称《嘉祐本草》，原书已佚）转引《吴氏》再引《桐君》："钟乳、石胆、青符、白符、黑符（此三药均'五色石脂'之一，见'黑石脂'条下，以上各药佚文均见《证类》卷三，《嘉祐》注文引《吴氏》转引'桐君'。）"还有"阳起石、白矾石、麦门冬、署预、细辛、卷柏、当归、芍药、知母、狗脊、泽兰、乌头、乌喙、虎掌、雷丸"等条。

宋代罗泌《路史·黄帝纪上》："（黄帝）命巫彭、桐君处方，盅饵、湔澣刺治，而人得以尽年。"

大概成书于南宋理宗嘉熙三年（1239），至度宗咸淳二年（1266）有刻本流传的《方舆胜览》载："相传山有异人，结庐桐木下，因山名桐君，县名桐庐。"

日本永仁元年（1293）惟宗时俊撰写《医家千字文》，在其原注中引录了《桐君录》一段神农氏用鞭挞物类，辨识药物的历史传说，这应当是《桐君采药录》一书"序录"的部分佚文。

明代李时珍《本草纲目》卷一上《序例上》："《桐君采药录》。桐君，黄帝时臣也，书凡二卷，记其花叶形色。"

明代徐春甫《古今医统大全》卷一《历代圣贤名医姓氏》："少师、桐君为黄帝臣。识草木金石性味，定三品药物，以为君、臣、佐、使。撰《药性》四卷及《采药录》，记其花叶形色，论其相须相反，及立方处治，寒热之宜，至今传之不泯。"

明代吕昌明《(续修)严州府志》卷十八《外志一》引万历六年（1578）增刻本《严州府志》："或曰黄帝时（桐君）尝与巫咸同处方饵，未知是否。""上古桐君，不知何许人，亦莫详其姓字。尝采药求道，止于桐庐县东隈桐树下。其桐，枝柯偃盖，荫蔽数亩，远望如庐舍。或有问其姓者，则指桐以示之。因名其人为桐君。"

清雍正九年（1731）修《浙江通志》记载："上古有桐君，止于今县东二里山隈桐树下，枝柯偃盖，荫蔽数亩，远望如庐舍，或有问其姓者，则指桐以示之，因名其人为桐君，此山亦为桐君山。"

二、基本内容

桐君传统中药文化以浙江省桐庐县为传播中心，以「悬壶为世人，良药济苍生」为精神，包含中药鼻祖桐君传说、桐君祭祀和中药古法炮制方法等中医药文化基本内容。桐君传统中药文化的产生和发展，有其地域性和独特的地方文化背景。

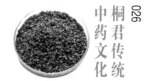

二、基本内容

中医药学是中国的国粹，也是中华优秀传统文化的重要组成部分，为中华民族的繁衍昌盛做出了重要贡献。习近平总书记说："中医药学是中国古代科学的瑰宝，也是打开中华文明宝库的钥匙"，要"切实把中医药这一祖先留给我们的宝贵财富继承好、发展好、利用好"。

中医药文化承载着中国古人同疾病作斗争的经验而形成的理论知识，是通过长期医疗实践逐步形成并发展的中医学理论体系。中医药文化既基于"阴阳五行"的中国哲学理论基础，又有"望闻问切"四诊合参的探病方法。同时，还有药物、针灸、推拿、拔罐、气功、食疗等治疗手段。

桐君传统中药文化以浙江省桐庐县为传播中心，包含桐君山历史遗迹，中药鼻祖桐君传说、桐君祭祀文化和传统的中药古法炮制方法，"悬壶为世人，良药济苍生"的中医药文化等基本内容。

[壹] 桐君传统中药文化基因

1. 主要特征

（1）传播的广泛性：有关桐君传统中药文化的文字记载自南

北朝始见于典籍，至今已有 1500 多年历史，至少被 12 种著名历史药典引用；从江南钱塘江流域的桐君堂到西南长江流域的桐君阁，桐君传统中药文化有广泛的流布区域，在中华医药界有着广泛的影响力。

（2）精神的和谐性：桐君"悬壶为世人，良药济苍生"的精神，为中医药界尊崇的共识，它既和中国传统哲学、伦理学相契合，又有引导民众行善、倡导社会公德的教化特征。

（3）技艺的独特性：从传统中医到浙派中医，桐君传统中药文化在不同的地域中又有不同特点。在浙江的桐君中药文化中，除了文化价值外，还积累了丰富的中药发酵工艺的方法与技术，衍生出了以特定温湿管控方法和曲菌筛选的中药发酵工艺为突出代表的独特技艺。

（4）药物的有效性：通过发酵而成的中药，经过微生物在特定的温湿度环境下发酵后产生新的药理活性微生物，有着丰富的次生代谢产物，比一般的物理或化学的炮制手段更大幅度地改变药性，提高疗效，降低毒副作用，扩大适应证。

2. 重要价值

（1）社会价值：桐君中药文化历史悠久影响深远。桐君"悬壶为世人，良药济苍生"和"结庐采药，修制惠民"的精神为中医药界尊崇。"大医精诚，德术双馨"这一中医药的追求，符合中

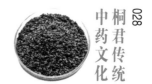

国传统社会价值观，为广大人民群众喜闻乐道，并与当代社会主义核心价值观契合。

（2）产业提升价值：中药发酵工艺起到复合炮制作用，一方面以中药为培养基或在培养基中添加中药，可以对药用成分进行转化，使中药有效成分得到纯化提升，提取率得到提高；另一方面，中药发酵技艺可以分解有毒物质，进而降低药物的毒副作用，目前在临床中被广泛应用并疗效显著。加工生产以"曲"为主的中药饮片具有明显的群众需求和经济价值，同时带动农民种植、采集中药材，增加农民收入，带动产业经济实现高质量发展和共同富裕。

（3）效益联动价值：作为桐君故里、药祖圣地，其文化旅游和中医药文化研究以及相关产业资源具有十分广阔的发展空间和联动经济效益。

3. 文化核心基因

中医药文化是中华优秀传统文化的瑰宝，蕴含着丰富的哲学思想和人文意识，融合了传统的"天人合一"和"道法自然"思想，是中华民族千百年来在中医药事业发展过程中孕育出来的宝贵财富。

桐君传统中药文化是以桐庐县为流布核心，扩展至全国的传统医药文化。它包含有桐君山历史遗迹，中药鼻祖桐君传说，桐庐民间广泛悠久的中药采集、种植传统，秉承传统的中药古法炮制方法，药祖桐君国医馆"悬壶济世，求真济人"医药文化及"华夏中药节""药祖桐君中医药文化节"等官方节庆和民间桐君祭祀活动等内容，有着悠久的历史、深厚的文化底蕴和广泛的群众基础。

4. 文化基因特点评价

（1）生命力评价

桐庐历来有"华夏药祖圣地"之称，中医药养生文化底蕴深厚，现在已集聚了施强药业、华润老桐君、桐君堂、桐君谷等中药企业。通过不断挖掘和充分释放中医药产业发展的潜力和活力，已构建起以中药材种植为基础，以中药加工和中医诊疗以及大健康养生为重点的中医药产业链体系，推动中医药传承创新与科技转化。

以桐君的文化和理念为载体的桐君堂，就是其中一个显著的代表。明洪武十七年（1384），富春人氏在桐庐设立"惠民药局"，开桐庐中药产业发展之先声。后字号不断传沿，历经明、清，直至中华人民共和国成立初期，药店公私合营并入桐庐医药公司，再经改制和发展，桐庐医药药材公司成立。2015年，其进一步升级发展，正式更名为桐君堂药业有限公司，简称"桐君堂"。

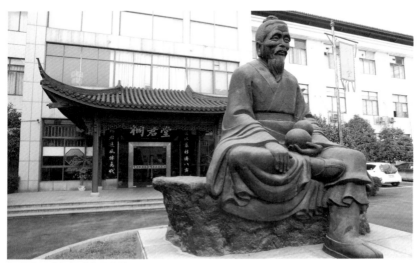

桐君堂厂区内桐君老人坐像

钱塘江诗路(富春山水)文化传承生态
保护区非物质文化遗产体验点

桐君中药文化博物馆

钱塘江诗路（富春山水）文化传承生态
保护区创建领导小组
二〇二二年六月

企业荣誉

（2）凝聚力评价

受药祖桐君的精神感召，以治病救人为使命，以"不为良相即为良医"的儒家传统为指引，药祖文化凝聚了一大批心系天下苍生的有志之士，在各行各业发挥作用。如桐君堂中医药产业，沿着产业链布局、发展，抓住终端零售市场，不仅在多个城市开设中医医疗机构，还深入边远乡村，开设了近100家桐君堂，使桐君堂品牌遍布大街小巷，桐君精神深入人心。在浙江，以杭州的桐君堂本部为中心，以宁波桐君堂公司和温州桐君堂公司为两翼，桐君堂努力让桐君堂品牌和产业更好地在浙江全省范围内进行最大限度的辐射，服务广大百姓。桐君堂还在中原大地进行布局，在河南郑州建立郑州桐君堂，希望通过河南在中原的辐射力，让桐君文化、桐君堂字号、桐君堂中药的影响力向全国范围辐射。在传承桐君文化、传承老字号的过程中，桐君堂紧紧依托其文化和产品，通过桐君堂中药辐射全国，畅销31个省、自治区、直

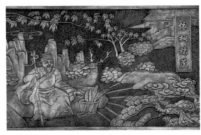

依桐结庐

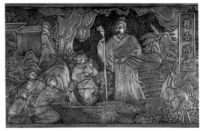

悬壶济世

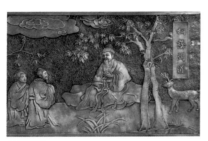
桐阴问道

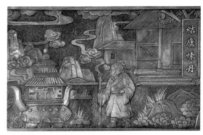
结庐炼丹

辖市。

（3）影响力评价

桐君于桐庐，影响极深。桐君所在的山被称为"桐君山"，山下的这一方水土被称为"桐庐"，山下的这一条江被称为"桐江"，还有桐洲、桐山、桐溪、桐君街道……

桐君不仅把极为丰富的中药理论和知识留在了桐庐，更把"悬壶为世人，良药济苍生"的仁德精神传承给了这一方水土和人民。以药祖圣地桐君山为起点，桐君中

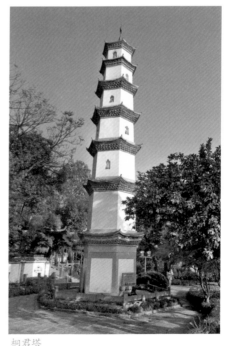
桐君塔

药文化在整个浙江大地传播。桐君中药文化也成为中国南方地区历史最为悠久、影响最为广泛的传统中医药文化流派之一，浙派中医均源于这一文化体系。

桐君老人是华夏中医药鼻祖，他当年结庐的桐君山成了人们心目中的中医药圣地。古往今来，不知有多少人前来登临朝拜，留下诗文，歌颂桐君山之秀美以及桐君老人的高超技艺和高尚品德。桐君祠中，历代中医药名家济济一堂，也为药祖圣地增光添彩。桐庐中医院、桐君堂国医馆、桐君堂连锁大药房等行业的对外知名度正不断提升，中医药大健康养生文化氛围日益浓厚，吸引越来越多的外地患者、游客来桐庐寻医问药、康复疗养。

（4）发展力评价

随着社会发展，居民平均寿命越来越长，生活品质越来越高，人们对养生的需求越来越大，中药养生的作用也越来越明显，且为当代人们所接受。桐庐中药业秉承桐君药祖文化，在继承前人成就基础上，顺势而为，在中药种植、炮制、研发各方面均取得发展，桐君谷就是其中的代表企业。公司负责人申屠银洪是省级非物质文化遗产的代表性传承人，也是"杭州工匠""中药炮制技能大师""全国最美药师"。桐庐县还被评为"长寿之乡"，所以桐君传统中药文化在桐庐的发展方兴未艾。

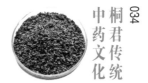

5. 文化核心基因保存

桐庐药业源远流长，其行业规模经营可追溯到明洪武十七年（1384）设立的"惠民药局"。清康熙、光绪年间编修的《桐庐县志》分别载有地方药材50个、67个品种。1929年杭州西湖博览会上，桐庐选送的茯苓、木瓜、五倍子、玉竹获中药材一等奖。全县蕴藏量较大的地产药材已达840多种，其中山茱萸、覆盆子、野菊花、白茅根、葛根等几十种地产药材产量丰富，尤以白术、山茱萸、覆盆子、六神曲、红曲、白芨、黄精组成的"桐七味"，道地质优而受到业内好评。

桐庐历代皆有名中医。如明代吴嘉言，世医出身，益精于医，被荐入太医院，著有《医经会元》《针灸原枢》《医学统宗》等；其子学《易》，亦以医名。现代有博采中西医之长的医药硕士方游，于民国十年（1921）创办本县第一家西医院——桐江医院，有截肢和植皮等成功手术案例，在地方也有口皆碑。

清代、民国时期有桐庐药材会馆、寿全药店等，后以"桐君堂"为商号成立了杭州桐君堂医药药材有限公司，传承悠悠千载的桐君中医药文化。

桐庐历代名老中医也秉承桐君"济世救厄"精神。现今著名老中医有许仲凡、王坤根、许子春、金雪明、胡之璟、陈金龙、郑天根、盛辉、姚梦华等人，积累了丰富的防治疾病的经验，在数十年医疗实践中整理了一大批单方、验方，编写了《桐君医脉验案：桐庐老中医学术经验选集》《简明中医外感病证治》等书籍。

2006年桐君药祖国医馆开馆，以传承弘扬"药祖桐君"文化，浙江省首位国医大师何任教授亲临揭幕。2012年，桐君中药文化被列入第四批浙江省非物质文化遗产名录，2021年6月被列入第五批国家级非物质文化遗产名录。桐庐县政府多次举办"华夏中药节""华夏中医药养生旅游节""药祖桐君中医药文化节"等，使桐庐中医药文化与现今经济发展和人民生活相融合，并得以发扬光大。桐庐县城市规划中心也辟专栏介绍桐君中药文化。

有关药祖桐君的传说，在《桐庐民间传说故事集》《桐庐旅游故事集》、梁易《老底子逸事》等都有体现；专门反映桐君山的书刊，历史上曾有孙潼发的《桐君山志》，也有桐庐县政协刊出的《桐君·桐君山》、魏一媚编著的《桐君山》，李龙、谢云峰主编的《桐君山诗文选》等。

6. 文化核心基因的转化利用

（1）整体改造提升桐君山景区，把中医药文化作为重要文化元素予以保护和呈现；

（2）把桐君山提升改造编入《桐庐县全域旅游发展规划》；

（3）把桐君山文化资源的利用编入《桐庐县文化旅游体育发展"十四五"规划》；

（4）桐君山免费开放，使更多的人了解中医药文化，朝拜药祖圣地；

（5）在桐君山东侧创建"桐君中医药文化博物馆"，展示优秀的桐庐中医药文化；

（6）把桐君山景区建设成为"非遗主题公园""桐庐精神家园和文化高地"。

[贰]桐君传统中药的制作工艺

1. 主要工具

古法用具：切药刀、捣药筒（铁质、木质、铜质）、药罐、戥秤、蒸馏器、铜药勺、铜药铲、药房灭火棒、膏方熬制用具、筛网、药碾船(石质、木质、铁质、铜质）、药模、剪刀、针灸器具、艾灸盒、砭石刮痧板、手工榨汁机、曲类中药制母用具等。

当代用具：现代榨汁机、搅拌机、切制机、现代发酵车间、现代小包装流水设备等。

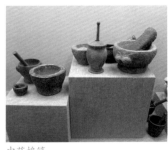

中药捣筒

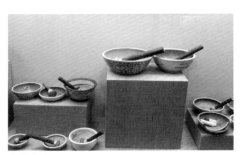

中药碾钵

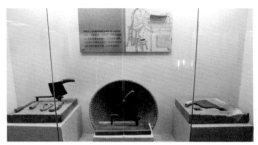
中药切刀

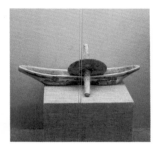
中药碾船

2. 工艺核心

浙江具有历史悠久享誉全国的道地药材"浙八味"和"桐七味"等，近代又形成了以"新浙八味"为代表的浙产好药，而极具浙江传统特色的浙派发酵技艺更是源远流长。中华人民共和国成立后，浙江医药管理部门为保持地方特色，将一些有特色的中药曲类收录于浙江省炮制规范中，具有鲜明的地方特色，如六神曲用鲜料、胆南星用鲜胆汁并明确用量等。

中药古法炮制，特别是以中药发酵工艺为桐君传统中药文化最重要的核心。凭借特定的气候条件，按需要将药材或饮片加辅料，在一定的温度、湿度等条件下，通过微生物和酶的催化分解，实现生物转化，使原料发泡、生衣，达到预期目的。这项技艺因具有浙江特色，又被称为"浙帮发酵"。桐君堂药业有限公司与桐君谷生物医药科技（浙江）有限公司作为本项目的主要保护单位，目前从事六神曲、建曲、胆南星、淡豆豉、红曲、百药煎等中药

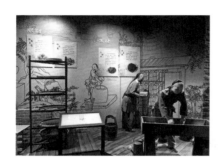
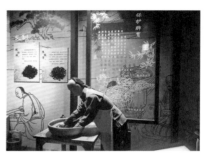
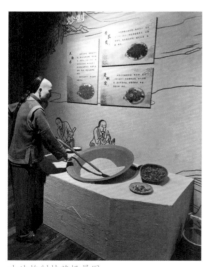
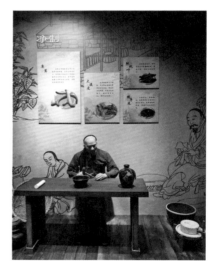

古法炮制技艺场景图

发酵饮片的生产。

　　中药发酵，历史悠久。萌芽期可追溯到火的发现和陶器的发明。商代出现了药酒；汉代"酒为百药之长"；北魏《齐民要术》记载多种酒曲制酒方法；宋代《小儿药证直诀》出现胆南星；明代《本草蒙荃》《医学入门》有六神曲、五倍子的发酵方法；清代有多种药曲发酵品出现，如皂角曲、竹沥曲、霞天曲等。所以说，中国发酵曲类已有 2000 多年的应用历史，是世界上最早的生物工程技术，早于西方 1000 多年。目前临床仍常用的发酵中药有六神曲、半夏曲、建神曲、淡豆豉、红曲、百药煎、胆南星等品种。

传统中药的固体发酵是我国特有的发酵技术，是采用发酵法经净制或处理后的药物，在一定的温度、湿度条件下，经特定的菌或酶的催化分解作用，使药物发泡、生衣的方法制成的一类独具特色的中药。

作为一种传统的中药加工方法，中药发酵的目的是产生新作用、增强功效或者降低药物不良作用，与切、煨、炒、煅、炙、蒸、煮等其他中药炮制方法相比，发酵工艺的特点是：过程更复杂，时间更久长，要求更严格，变化更无常，参数更优化，品质更良好。

发酵中药有六大优势。一是保护中药特性。微生物发酵是在常温、常压条件下进行，条件温和，可以避免活性成分被破坏，特别是对热敏感的挥发油、维生素等更能有效地加以保护。二是提高中药的药效。中药经发酵后，所含化学成分的分子量变小，能被人体快速吸收利用，还能除去大分子杂质。另外，小分子活

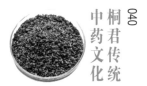
性物质也更易于通过血脑屏障，这些特性使发酵药物具有更高的活性。三是提高中药利用率。中药通过发酵，大部分营养物质都能被人体吸收利用，药渣也可作为药性基质，节省了药源，有利于资源保护。四是产生新药效。优选的人体有益菌本身具有补充或增强原有药物作用的功能，中药经微生物和酶的转化，产生了新的活性物质，具有了新的预防、保健和治疗功能。五是为中药活性成分结构修饰提供新途径。中药活性成分结构复杂，利用化学合成进行结构修饰，得出率低、反应专一性差、副产物多，而微生物转化是获得这类活性成分的新途径。六是有利于提高中药现代化的水平。微生物发酵转化可实现生产工艺可控，确保产品质量，而且制剂方便，有利于提高我国中药现代化的水平。

3. 桐君传统中药代表性中药

（1）红曲

《本草纲目》记载："红曲，奇药也。"为曲霉科真菌紫色红曲霉寄生在禾本科植物稻的种仁上形成的红色米，也称红曲米，具有消食活血，健脾养胃的功效。

红曲发酵可以分为四个步骤：

（1）菌种斜面：将在4℃冰箱保藏的菌种放于30℃的恒温箱中活化24小

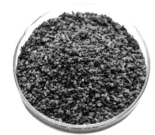

红曲

时，在无菌室中将保藏菌种转接到新鲜的 PDA 斜面上，然后放入 30℃的恒温箱中培养 8 天，以作为实验的出发菌种。

（2）孢子悬浮液接种：在无菌室中用无菌水将菌种孢子从斜面洗脱下来，制成孢子悬液，用于接种。

（3）种子培养：将制成的孢子悬液，接种到装有 100mL 种子培养基的 500 毫升三角瓶中，在 30℃、170 转每分钟的旋转式摇床中培养 48 小时。

（4）发酵培养：将长好的种子以 10% 的接种量接种于发酵瓶。固态发酵瓶放于生化培养箱 30℃培养 48 小时，25℃培养 18 天。

桐庐莪山乡自古就有秋冬酿制红曲酒的习俗，红曲酒酿制技艺是浙江省级非物质文化遗产。红曲酒具有活血化瘀、降血压的功效，对于治疗跌打损伤、妇人腹中及产后瘀血，帮助产妇恢复体力和多产奶水等效果良好。现代科学研究证明，红曲还有降低血胆固醇、降血糖等功能；1979 年，日本远藤章教授从红曲菌发酵液中分离得到一种可抑制体内胆固醇合成的活性物质，也就是洛伐他汀类。目前，《浙江省中药炮制规范》中也相应制定了洛伐他汀（ $C_{24}H_{36}O_5$ ）和开环洛伐他汀（ $C_{24}H_{38}O_5$ ）的含量测定，标准高于中国药典收录的红曲指标。中国药典收录的血脂康片（胶囊）实际就是红曲。全球热播的《本草中国》中红曲篇章，说的就是红曲。

（2）淡豆豉

淡豆豉一名载于《本草汇言》，"淡豆豉，治天行时疾，疫疠瘟瘴之药也"。《伤寒论》中称为香豉，《名医别录》中称为豉，《本草纲目》中称为

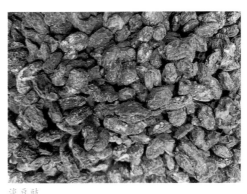

淡豆豉

淡豉和大豆豉。功效：解表，除烦，宣发郁热。用于感冒，寒热头痛，烦躁胸闷，虚烦不眠。

淡豆豉因来源、发酵、检验等各环节的规范管理严格控制，品质优异，广受好评，成为业内的明星发酵饮片。

淡豆豉炮制：取黑大豆，洗净。另取桑叶、青蒿，加水煮汁，滤过。取滤液，投入黑大豆，拌匀，至黑大豆膨胀不具干心时，蒸4~6小时，凉至约30℃时，取出，摊晾。将米曲霉孢子（加10倍量面粉稀释）装入纱布袋中，均匀地拍在黑大豆上，置28℃~30℃，相对湿度70%~80%的温室中，至初起"白花"，翻拌一次，待遍布"黄衣"时，取出，略洒水拌匀，置适宜容器内，密封，放于50℃~60℃的温室中，任其发酵约15~20天，待香气逸出时，再蒸约1小时，取出，干燥。每黑大豆100千克，用桑叶、青蒿各7千克。

（3）胆南星

胆南星为制天南星的细粉与牛、羊或猪胆汁经加工而成，或为生天南星细粉与牛、羊或猪胆汁经发酵加工而成。清热化痰、息风定惊，用于痰热咳嗽、咳痰黄稠、癫狂惊痫。

按比例取胆汁与制天南星片粉混匀进行第一次发酵，待胆汁吸收后再粉碎，再按比例取胆汁，制天南星片粉，放在混合机内搅拌混匀，切制成 1.2 厘米大小的正方体软块，摊于不锈钢盘中（每 100 千克药材，用新鲜猪胆汁 250 千克）。

切好的胆南星摊于不锈钢板上，置发酵间内，设定温湿度，发酵至药材表面布满白色菌丝取出，再干燥。

根据 2020 版《中国药典》

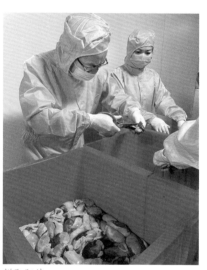

鲜取胆汁

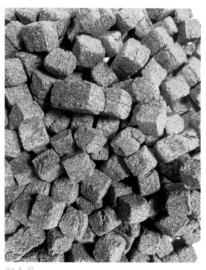

胆南星

记载，胆南星常用量为 3～6 克，为了方便精准调剂，通常制成 3 克袋装。

（4）半夏曲和寒食面

半夏曲炮制：取制半夏，粉碎成细粉，过 80 目筛，加适量水搅和制成软块，压平，置竹匾中，于 28℃、相对湿度 70%~80% 的温室中，密闭，待黄衣生遍，取出，干燥，粉碎，过 80 目筛，与麦粉糊搅和，制成软块，压平，厚约 0.6 厘米，再切成约 1 厘米方块，晾至半干，干燥。每制半夏 100 千克，用麦粉 43 千克。

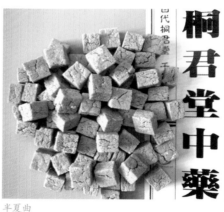

半夏曲

寒食面，麦粉 500 克，鲜杨柳 200 克。鲜杨柳打汁，过滤取汁，和入麦粉内搅匀，压制成块（干品一般 9 克一块），蒸笼内蒸熟，再干燥。通常是在传统清明时节发酵制成。功

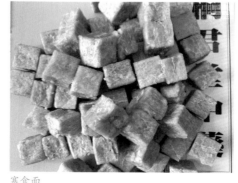

寒食面

效：祛风利尿、止痛消肿、退热消积。适于恶寒发热、食积不化、胸闷不舒。1994 版的《浙江省中药炮制规范》曾有收载。

（5）六神曲

六神曲最早收载于北魏贾思勰所著《齐民要术》中，随后各代均有记载，其制法由繁到简，在明清时期各医药著作中记述最为详细。《本草纲目》云："昔人用曲，多是造酒之曲。后医乃造神曲，专以供药，力更胜之，盖取诸神聚会之日造之。"

此药一般在农历五月初五、六月初六或三伏天制作，得源于青蒿、辣蓼、苍耳草、赤小豆、苦杏仁、小麦六种原料，传说为天上的青龙、白虎、朱雀、玄武、勾陈、螣蛇六神聚会之日，故

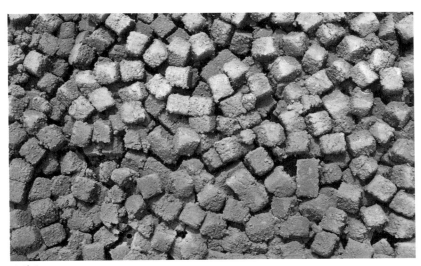

六神曲

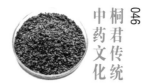

得神名。

六神曲炮制：取麦粉 100 千克、麸皮 100 千克，过筛混匀，另取赤豆 90 千克、苦杏仁 90 千克，研粉混匀，再取鲜青蒿 100 千克、鲜苍耳草 100 千克、鲜辣蓼 100 千克，捣烂，加水适量，压榨取汁。与上述麦粉、麸皮、赤豆、杏仁混合，搅匀，制成长宽约 1.5 厘米的软块，摊于匾中，将米曲霉孢子（加 10 倍量面粉稀释）装入纱布袋中，均匀地拍在软块上。置 28℃、相对湿 70%~80% 的温室里，待其遍布黄衣时，取出，干燥。

六神曲多用炒品入药，如：炒黄、炒焦、麸炒，一般少生用。现在的药理研究说它具有 B 族维生素的作用，通过抗菌机制抑制肠道病菌，治疗肠道菌群紊乱。从中医上来说就是能够帮助胃肠的消化，对于小儿、老年人脾胃虚弱导致的饮食停滞、消化不良、食欲不振等方面有很好的改善作用。女性产后需要回奶时把六神曲研末以后用温酒送服，回奶效果也特别明显。

2015 年颁布的《浙江省中药炮制规范》，恢复收载了六神曲，其制作方法是根据浙江的历史传统而制定的。浙版六神曲特点是采用鲜料，与杏仁、赤豆一起，占比是所有六神曲品类中最高的，占 47.4%，《上海市中药饮片炮制规范》占 4.8%，而部颁标准只占 2.6%，其余大部分是营养物质麦粉。

桐君堂生产的六神曲具有显著的浙派传统工艺，采用品种优良的纯天然无污染产区的鲜料，选择的菌种优良，温湿度控制严格，发酵的过程充足，"黄皮"的覆盖率高，发酵透彻。

成品为扁平的小方块，表面粗糙，有灰黄色菌落的斑纹，偶见菌丝。质坚实、断面粗糙。为了进一步对六神曲进行更深入更全面的研究，桐君堂目前已与杭州市药检院、浙江省中药研究所进行合作。六神曲是目前为止发酵中药中唯一被评定为"浙产名药"的，应用广泛。2021 年，在中国食品药品检定研究院的指导下，桐君堂与中国中药协会中药质量与安全专业委员会合作开展六神曲的质量提升及标准制订研究。

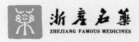

浙产名药
ZHEJIANG FAMOUS MEDICINES

授予：浙江桐君堂中药饮片有限公司—六神曲

2019浙产名药

浙江省中医药学会
浙江省中药饮片产业协会
二〇一九年九月

桐君堂六神曲所获"2019浙产名药"奖牌

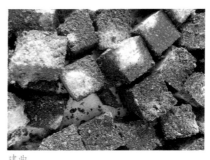

（6）建曲

建曲炮制：取广藿香6千克，青蒿6.6千克，辣蓼6.6千克，苍耳子6.6千克，苦杏仁4千克，赤小豆4千克，麦芽9千克，谷芽9千克，炒山9千克，陈皮6千克，

建曲

紫苏叶6千克，香附6千克，苍术6千克，麸炒枳壳3千克，槟榔3千克，薄荷3千克，厚朴3千克，川木香3千克，白芷3千克，肉桂1.5千克，甘草1.5千克。上述各药粉碎成细粉，与麸皮21.2千克、面粉10.6千克混匀，制成长方形块，发酵至药块遍起白霉、有酒香气时取出，干燥。

（7）百药煎

百药煎炮制：取茶叶，分次加水煎煮，滤过，合并滤液，浓缩至适量，放凉，与酒槽捏和；另取净五倍子，研成细粉，加水与上述捏和物搅拌成软块，置适宜容器内，密闭发酵，待遍布白毛时，取出，切成小方块，低

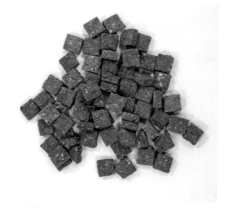

百药煎

温干燥。每五倍子 100 千克，用茶叶 6.2 千克，酒糟 25 千克。

4. 分布区域

桐君传统中药文化以桐君老人的人文传承为基础，以桐君中药发酵技艺为核心内容，以桐庐县为中心，以钱塘江流域为主要范围，以道地"浙八味"传统中药为基础，传播到浙江全省。目前，宁波市、温州市、丽水市、仙居县等都建有传承桐君中药文化的中医药企业和产业，宁波慈溪、嘉兴桐乡、杭州淳安、衢州市、金华磐安和东阳、河南温县、安徽亳州、山东平邑、辽宁省桓仁满族自治县等地区都建有传承桐君中药文化的中药材种植基地。以浙产名药为商品纽带，以浙帮发酵为技艺进行传播，从桐庐到杭州再到浙江全省，最后扩散至江南、华南、西南等更广大的区域，尤其以我国西南地区的重庆嘉陵江流域为中心，早在 19世纪初期就建立了以桐君精神为传承的药业经营代表企业桐君阁。桐君堂的红曲、六神曲、百药煎等发酵产品，在北京、上海、天津、广州、成都、郑州等地医疗机构都有销售，其卓越的功效备受各地老百姓喜爱，在世界中医药界都有一定的影响力。

桐君谷

中药文化

浙帮发酵特色技艺

发酵工艺 持之以恒·精益求精的工匠精神

工匠特色技艺

医者仁心

精神

匠心是精雕细琢·匠心是执着专注·匠心是追求卓越

中华民族几千年的健康养生理念及其实践经验

中医药学凝聚着深邃的哲学智慧

创始人：申屠銀二井

三、文化传承

桐君传统中药的文化传承主要以领会药祖桐君『悬壶为世人，良药济苍生』的精神理念为中心，继承药祖桐君『结庐采药，修制惠民』的遗风，通过技艺传承、地域传承等手段，充分挖掘和发扬桐庐『中药鼻祖圣地』文化，体会传统中医药的博大精深。

三、文化传承

[壹] 传承载体

1.《桐君采药录》

《桐君采药录》是后人总结上古桐君医药成就而编成的。书名最早见于南朝梁陶弘景的《神农本草经集注》《药总诀》及《辅行诀脏腑用药法要》三书中。又见于《隋书》及李时珍《本草纲目》

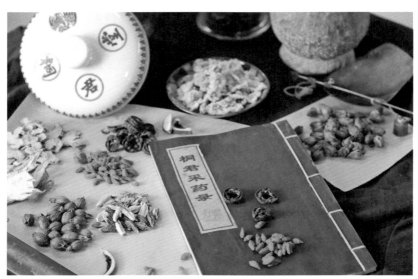

《桐君采药录》

中，又称"桐君药录""桐君录""采药录""桐君"等。

鉴于《桐君采药录》一书内容多次被后汉末至三国时《吴普本草》所引用，《桐君采药录》的撰写时间应在公元 1 世纪或以前。

在《桐君采药录》中，较为翔实地记载了制作药物的相关信息，例如如何分辨这些植物药或矿物药的天然生长形状，包括药物的主要产地、采摘时节，这些药物所带有的四气、五味、毒性等，甚至还包括这些药物在应用于治疗疾病的过程中的"七情"配伍特征，同时还记载了一些简易的临床方剂。

《桐君采药录》问世至今近 2000 年，对历代医药学专家都有极其重要的影响，为中药分类、中药药性理论以及配伍原则奠定了基础，具有不可磨灭的历史价值。

2. 桐君山及摩崖

桐君山除了承载丰厚的中医药历史文化外，其所处的地理位置、山体岩石的质地以及地形地貌等，都为摩崖的刻制和保存提供了便利条件。自唐宋以来，历代文人墨客纷纷驻足，留下了大量诗文书画作品。崖壁上的 13 处摩崖石刻，至今保存。

桐君山有远自唐代、近至民国的 13 处摩崖石刻，分别为位于南侧横路下 14 米陡壁上的"殿中侍御史崔颀，桐庐县令独孤勉，尉李税，前尉崔泌、崔浚、崔溆、崔沅，大历八年九月廿二日记，崔浚篆"，其中"崔浚篆" 3 字为楷书，其余为篆书。正文 4 行，前3行每行7字。高0.9米，宽0.6米许。

其左侧为："初秋九月游，周宽之治平，桐庐县令独孤勉，前左金吾兵曹薛造，处士崔浚、崔淑，桐庐县尉程济，大历八年十月廿四日题。"直行自左至右书写，每行5字。

其右下方为："皇祐庚寅夏，苏才翁来观。"分2行书写。

在东侧水标附近岩石上有："□熙子琼安知景祐四年八月十二偕游此题记。"分3行，首行7字，末行5字。因被侵蚀有缺字。

山顶路旁，紧贴地面则有："嘉熙末季，县令赵清卿凿山径三百丈，茅塞之矣。后百年为至元己卯四月，张久可来，□而辟之，人皆以为便。"分6行，每行6字。

在横路上山蹬道交叉处上首路旁有："至元后戊寅九日，句章小山张久可来游，咏、羽二子侍。""五年己卯□月燕山任元凯来"两处题刻各自右至左并列。张久可题名3行，每行7字；任元凯题名2行，每行6字。

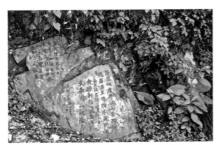

桐君山摩崖石刻

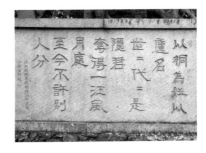

　　沿横路向西有："潇洒桐庐郡，江山景物妍。问君君不语，指木是何年。""至元后己卯三月十一日，俞颐轩拉道友王口远、袁景升，以记岁月。""信都金九思曾来"等 3 处。至元题名诗分 2 行，每行 10 字；款分 3 行，字数参差。金九思题名在右边。

　　在合江亭前路旁岩壁上有："江山一览。己未重九，偕王君霁亭同游。杭州王潜楼题，王墨林镌。"正文 4 字，隶书 2 行，款 3 行。

　　横路旁岩壁上还有："有石巉口，有水潺湲，中坚至此，勒名而还。"4 行，每行 4 字。"中华民国五年冬，偕黄子小亭归自严陵旁，山阴徐以荪访碑到此，五子印若并拓，袁子寄庵餐，余等于山寺披荆扪石，发见元明题崖四则，此中殆有因缘与？海昌查人伟志，沈之道书。"正文 9 行。

　　最大的石刻是南麓濒水处的"古桐江山。莆田吴绅书。"周有边框，长 2.8 米，高 0.8 米。

　　此外，桐君山还保存了一些碑刻，在仙庐古迹有明天顺三年（1459）的《敕赐义民何克澄输粟免差碑记》、嘉靖三十三年（1554）的《晓谕愚民碑》、万历十五年（1587）的《抚按酌定赋役规则碑》等。最早的"紫竹林石匾"为唐贞观八年（634）刻，距今已近 1400 年。而现当代的名家碑刻如叶浅予先生亲自书写的《富春画苑记》和黄苗子撰书的《画家叶浅予碑记》等也不少。

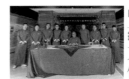
这些摩崖，有丰富的书法艺术价值、考据价值、金石学价值，其中南侧绝壁上的"唐宋同拓"摩崖，历来被称为"文史价值最高"的摩崖石刻，南麓濒水处的"古桐江山"为桐庐县清以前单字最大的摩崖石刻。

3. 丹灶遗址

广东省佛山市南海区西部有个丹灶镇，因晋代道教炼丹大师葛洪在此炼丹留下炉灶而得名。而桐君山南麓有"丹灶遗址"，是桐君老人在桐君山结庐采药、修炉炼丹的实物见证，是桐君老人除中药文化等非物质文化遗产外少有的物质文化遗存，其事真实可信，其史亘古久远……

丹，是中药的一种剂型，古今许多药方都名之曰"丹"，以示灵验。这些方药，主要由动植物、矿物药按成分配比，并经炼制而成，这就是古代"炼丹术"。炼丹术，又称外丹黄白术，或称金丹术，简称"外丹"，以区别于"内丹"导引术。

炼丹处所的选择，应在人迹罕至的名山胜境，否则"邪气得进，药不成也"。显然，桐君山的地理位置和天然形胜是符合这种要求的。

桐君山的丹灶遗址，在桐君山南侧山腰古道边，是桐君老人炼丹制药的地方。中国著名古建筑园林艺术学家陈从周认为，古炼丹术的丹灶位置"宜腰不宜顶"，便于求医者寻医问药，也符合古道的功能设置。据研究，中国传统中药的"五行分类法"就源于《桐君采药录》。可见，桐君山丹灶在数千年前定然发挥过重大作用。中国中医科学院资深研究员、中医药史研究泰斗级专家马继兴教授专门题写的"丹灶遗址"碑，静静地在桐君山矗立着，似乎娓娓地向世人叙说着桐君炼丹悬壶的故事。

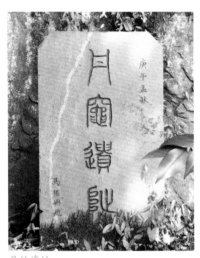

丹灶遗址

4. 桐君祠

桐君山上有始建于北宋元丰年间（1078—1085）的桐君祠，祠堂是为了纪念桐君老人而建造。现正上方匾额"桐君祠"三字由桐庐籍著名画家叶浅予先生题写。

祠内正面塑像是桐君，在桐君像左右两侧塑有历代的华夏中医药大师：战国时创"望、闻、问、切"四诊法的扁鹊；著《伤寒杂病论》并确立"辨证论治"医疗原则、奠定了中医治疗学基础的东汉"医圣"张仲景；精通内、外、妇、小儿、针灸各科，尤其擅长外科手术并发明"麻沸散"，被后人称为"外科鼻祖"的华佗；晋代修道炼丹、最早观察和记载结核病而被尊为预防医学介导者的葛洪；编撰集唐代以前医学成就之大成的《千金要方》、被后人尊称为"药王"的唐代著名医药学家孙思邈；宋代针灸学家王维一；明代卓越的医药学家李时珍；清代杰出解剖学家王清任等，堪称华夏中医药学老祖宗在此济济一堂。为此，桐君山被誉为"药祖圣地"。祠堂内还有一方南宋枢密院参知政事楼钥应当时邑尉之请而撰的《桐庐县桐君祠记》碑刻，记叙了桐君的来历和隐姓埋名行医济世的事迹。

桐君事迹早在先秦时期就有遗闻，为了纪念桐君的业绩，浙江省桐庐县很早就开始修建桐君祠。根据清康熙二十二年（1683）《桐庐县志》和《浙江通志》卷六十七《杂志第十一之五·仙释本传》的记载和有关资料，桐君祠自从建成直到现在已有近900年，且其间还经历了多次的严重坏损和修复重建过程。具体如下：

现知最早于北宋元丰年间由桐庐县令许由仪在桐君山顶始建。当时在山湾处有两棵小桐树，祠堂建成后曾在堂内塑绘有桐君的画像，并且有一些名人题写的诗句，其中有"山中百药当年录，砌下双桐旧日荪"句。到12世纪初，孙景初继任桐庐县令时，曾将祠中的桐君绘像改以塑像，并增添了若干名人题写的诗文。但是到了14世纪元朝末年，桐君祠遭受兵火之灾，祠庙严重受毁，旧貌荡然不存。元朝时期桐庐典吏张可久再度捐资重修桐君祠。明朝开国后，曾重建桐君祠，但规模较小。及成化年间（1465—

1487），祠庙再度荒废。嘉靖元年（1522），桐庐知县张莹在桐君祠庙旧址重新进行了较大规模的重建，建成后在祠内曾悬挂大钟，并使钟夫每日早晚定时撞击，并延道士主持。此后经历岁月，祠庙又复倾坏。万历五年（1577），桐庐知县李绍贤捐资重建。万历三十年（1602），桐庐知县杨东再度捐资重修，并在祠内增加晋代末期的本地著名文人戴颙塑像配享。清康熙时，桐君祠又重修一次，但尚未见到方志记录。中华人民共和国成立后，1979年桐君祠曾重修一次，2021年再度重修。

山顶另有一座古色古香的楼阁式建筑，飞檐翘角，掩映在树

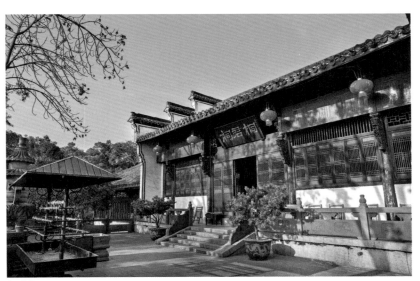

桐君祠

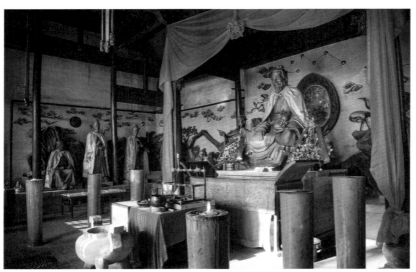

桐君像

木丛中，这是药祖殿，曾设"四方药局"。"四方药局"是指四川的桐君阁制药厂为发扬"桐君"济世传统，联合杭州的胡庆余堂、第二中药厂、民生药厂在这里创办，将享有盛名的四家药厂的名贵药材集于一地，设点销售，成为四家药厂与桐君故里永恒友谊的连结点，意指这里是中药文化的发源地，旨在弘扬国药文化，传承济世救民精神。

5. 桐君传统中药文化节庆祭祀活动

桐君祭祀在桐庐古已有之，并形成传统。民国《桐庐县志》载："九月桐君山香市颇形热闹，男女老少往来不绝。山下舣船日以十数，多有自邻县来者。"为传承药祖文化，弘扬桐君精神，桐庐县委县政府于 1989 年 5 月 2 日至 8 日，在当时的桐庐镇举办了首届华夏中药节。来自全国各地的 37 位中医名师在桐庐县城"挂牌"，为 1200 多位病人义诊。5 月 5 日上午，在桐君山顶举行了我国历代名医先驱的金色雕塑群像落成典礼，下午在桐庐剧院举行华夏中药节开幕式。北京、江苏、广东、上海、四川、浙江、吉林等 20 多个省市的中药界人士慕名前来朝圣。

中成药成交也十分活跃。杭州中药二厂、广州羊城制药厂、武汉桐君阁药厂、南京同仁堂制药厂、哈尔滨中药厂、兰州佛慈制药厂、吉林抚松制药厂等全国享有盛名的 17 家中药厂先后运来优质国药 80 多种，在桐君山设优质名贵中成药销售点，供国内外游客选购。

主办方还举办桐庐地方工业产品、农用物资、土特产等经贸交易会和丰富多彩的民间文艺演出活动。《人民日报》、《瞭望》杂志、中国新闻社等单位组成的首都记者团和地方报刊、电台等新闻单位共 23 家，前来报道了中药节，活动得到了一致的好评。据统计，节日前后见诸于全国各地报刊的报道和评论共有 160 多篇。台湾《普乐》杂志以"桐庐、桐君山"为题，大力讴歌了风光独绝的富春山水和桐庐悠久的历史文化。香港《大公报》以"中药旅游到桐庐"为题，不仅报道了首届华夏中药节的情况，还介绍了桐庐的山水、经济和物产。

1990 年 10 月 26 日—28 日举办了规模空前的第二届华夏中药节。美国、德国、法国、芬兰、泰国等十多个国家及全国各地的医药、文化、贸易、旅游者和市民约 20 万人来到了美丽的富春江畔。来自全国医史医药界、历史文化界、风景园林界的有关学者参加了在桐君山上举行的中医药朝圣活动。北京、天津、上海、杭州等地的 26 位医学、医史界专家参加了由中国医药会上海分会和浙江分会联合召开的第二届华夏中药节医药史研讨会，分享了"略考桐君与《桐君采药录》"等 6 项研究成果。来自上海、南京、浙江的 32 位名老中医，在桐庐中医院、桐庐人民医院、桐君医院"挂牌"进行义诊，为群众处方治病 1600 多人次。桐庐县医药公司开设了药材、药品展馆，展出名贵地产药材和中药饮片、中成药等近千种，接待了上万人次的观展者，中药材购销成交额达 360 多万元。商品物资交易也硕果累累，接待客商 3400 多人，商交会成交额达 1.2 亿元。应邀前来参加第二届华夏中药节的有来自全国 24 个省、自治区、直辖市的 6000 多位代表，外宾 40 多位，还有 20 多个新闻单位的 40 多位记者前来采访。《人民日报》《浙江日报》等报刊杂志发表了相关报道多篇。浙江电视台 4 次报道，对节庆活动做了充分的肯定和高度的评价。

第三届华夏中药节于 1991 年 10 月 26—28 日举行，节日活动与富春江大桥通车典礼同时进行。活动邀请到了交通部、省、市党政领导，新闻单位记者等200多位嘉宾，全国各地游客及市民约10万人参加了盛会。活动期间，除了怀古朝圣、名中医坐堂开诊、工艺品展销等专项活动和丰富多彩的民间文艺演出活动外，还举办致力于营造热烈、祥和氛围的灯展，在灯展的布置上突出迎春路的12只花坛，营造火树银花不夜天的气势。仅10月26日富春江大桥通车典礼这一天，桐庐县城就云集了几万人。

2012年11月1日，首届华夏中医药养生旅游节开幕式暨"潇洒桐庐·养生福地"专题推介会在桐庐盛大开幕。全国政协副主席阿不来提·阿不都热西提发贺信，省政协副主席王永昌宣布开幕，副市长陈小平致辞。会上，中国保健协会、国家中医药管理局分别为桐庐授"中国养生保健基地"和"华夏养生福地"牌匾，同时桐庐与浙江中医药大学、颐高集团有限公司、巨星集团等签署了战略合作协议以及项目协议。此次养生旅游节为期一周，由首届华夏中医药养生旅游节文化论坛、2012中国（桐庐）养生美食大赛、"福泽桐庐"知名中医义诊、中药名优特产品联展、"潇洒桐庐·养生福地"保健周、桐君中医药文化博物馆开馆仪式、华夏药祖朝圣典礼暨桐庐养生精品线路体验游启动仪式、省企业家协会成员走进桐庐、杭城老人农家养老体验等一系列丰富多彩的活动组成。

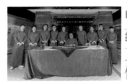

　　2014 年 11 月 28 日，第二届华夏中医药养生旅游节开幕。此次养生旅游节为期三天。其间举办了第二届华夏中医药养生旅游节开幕式暨"富春山健康城"专题推介会、第二届华夏中医药养生旅游节文化论坛、首届"桐君堂"杯中药材真伪鉴别全国大赛、华夏药祖桐君朝圣典礼、慢生活体验区绿道开骑仪式暨"养生福地"旅游线路推介活动、2014 杭州（桐庐）养生产品集中展销活动、2014 中国（桐庐）养生美食大赛、"福润画城"健康养生知识进万家活动、"福泽桐庐"知名中医义诊等一系列丰富多彩的活动，从而达到"弘扬药祖文化、打造养生福地、发展特色产业、提升城市形象"的目的。

　　2016 年 11 月 5 日，第三届华夏中医药养生旅游节开幕。开幕式上，桐庐县被授予中国（桐庐）健康养生研究院、全国健康促进优秀实践试点建设单位等牌匾；国医大师孙光荣学术经验传承（浙江）工作室落户桐庐；宣布建设王陇德院士工作站和宁光院士工作站。

　　第二届"桐君堂"杯中药材真伪鉴别全国大赛暨享誉全国的中药材分类学专家、经验鉴别泰斗、享受国务院特殊津贴的林泉教授编写的《常用中药饮片鉴别检索手册》首发仪式隆重举行，并宣布"桐君堂"杯中药材真伪鉴别全国大赛永久性落户桐庐。

　　下午，江南养生文化村举行了"健康中国·江南启航"的盛

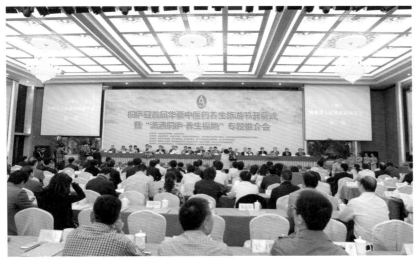

2012年华夏中医药养生旅游节开幕式

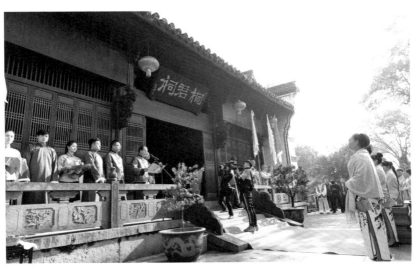

药祖桐君朝圣典礼

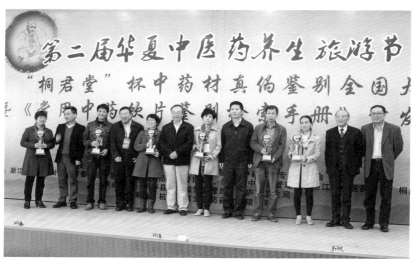

第二届"桐君堂"杯中药材真伪鉴别全国大赛颁奖仪式暨《常用中药饮片鉴别检索手册》首发仪式

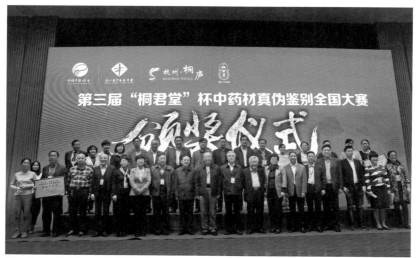

第三届"桐君堂"杯中药材真伪鉴别全国大赛颁奖仪式

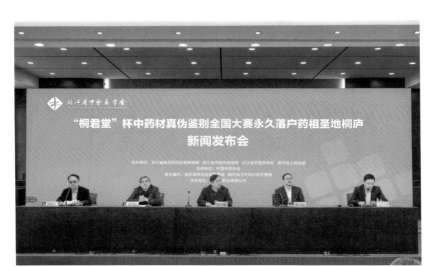

"桐君堂"杯中药材真伪鉴别全国大赛永久落户药祖圣地桐庐新闻发布会

大开园仪式，并进行了"江南·睡眠健康绿色干预系统"项目论证会，来自全国各地的知名医学专家共同参加论证。国医大师路志正、三芝堂诊所针灸专家路喜善作为特邀嘉宾出席本次论证会。

2018年10月17日—21日，第七届药祖桐君中医药文化节隆重举行。为期五天的文化节，有一场药祖桐君祭祀典礼、一条健康养生精品游线、一次中药材真伪鉴别全国大赛，还有"桐君定三品"中药饮片展、"药祖桐君"健康大讲堂、"福泽桐庐"大型健康义诊、莪山畲族乡畲医药文化节等系列活动。活动的主要内容有：拜祭中药鼻祖桐君老人、保健药膳评比、中药保健知识讲座、名中医义诊等。活动旨在弘扬桐君老人行医济世的高尚品德，

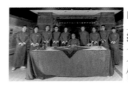

丰富桐君山的中医药文化，同时也真心祝福桐庐人民及每位游客身体健康、阖家平安。

在学圣广场亲水平台举行的药祖桐君祭祀典礼，第一次以社会公祭的形式举办，现场有 500 多人参加，以桐君山富春江为背景，遥祭桐君。

2020 年 10 月 31 日，第八届药祖桐君中医药文化节开幕。

桐庐深入践行"绿水青山，就是金山银山"的发展理念，大力传承中医药文化，大力发展大健康产业，实现了中医药服务体系全覆盖，富春山健康城、富春江科技城等产业主平台不断夯实，中药饮片、中医药制剂、中医药养生等中医药产业初具规模。先后荣获"华夏养生福地""中国养生保健基地""中国长寿之乡"等国家级荣誉。江南养生文化村、颐居养生园、达利健康博览中心、方回春堂健康产业基地等养生综合体类项目，国际健康医学中心、杭州中科纳泰 4P 健康产业园、郎景和健康管理中心、爱唯（国际）细胞工程与再生医学产学研基地等一大批优质生命科技类项目都已纷纷落户。开幕式上，开启了本届药祖桐君中医药文化节系列活动，启动健康产业基金和"药祖桐君"杯第三届全国中医药高等院校大学生创新创业大赛；一系列项目进行签约；一批名中医工作室进行揭牌。整个中药文化节活动期间还举行了"浙产名药"展览、第四届"桐君堂"杯中药材真伪鉴别全国大赛、

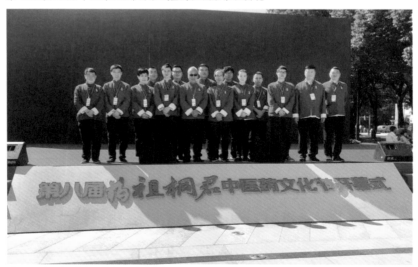

第七届药祖桐君中医药文化节开幕式暨药祖桐君祭祀典礼

第八届药祖桐君中医药文化节开幕式

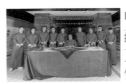

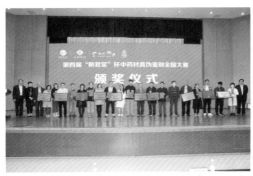

第四届"桐君堂"杯中药材真伪鉴别全国大赛颁奖仪式

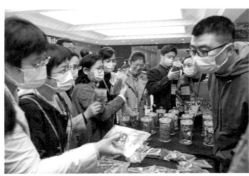

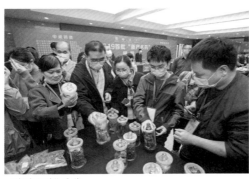

"浙产名药"展览

药祖桐君·中药传承与创新高端论坛、中医日间诊疗中心启用等子活动。

2021年1月1日和5月6日、2022年1月23日和3月5日，第五批国家级非遗"桐君传统中药文化"代表性传承人申屠银洪以主祭人的身份在桐君山麓桐君祠带领年轻药工们举行了庄严的祭祀活动，包括了点烛敬香、颂读祭文、三拜药祖、敬献香花等仪式，现场嘉宾深深感受到了药祖圣地的神圣和对药祖桐君的敬仰之情。

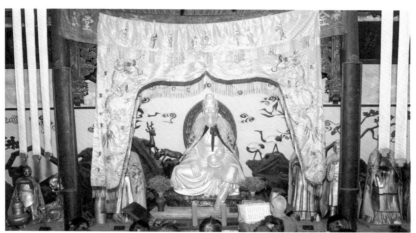

2021年1月1日，桐君堂药工祭祀药祖桐君

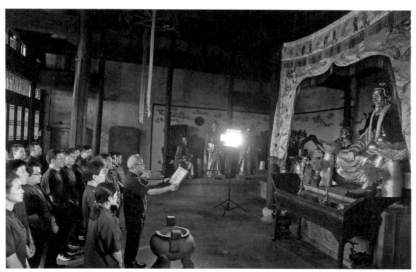

2021年5月6日，桐君堂药工祭祀药祖桐君

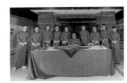

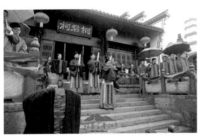

2022年1月23日，桐君堂药工祭祀药祖桐君

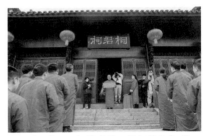

2022年3月5日，桐君堂药工祭祀药祖桐君

6. 桐君传统中药文化楹联征集活动

2019 年，由浙江省中医药学会主办、杭州市中医药协会承办、桐君堂药业有限公司协办的"桐君堂"杯有奖征集下联和横批活动在全球展开，将弘扬桐君中药文化推向新的高潮。

这项集中医药文化与楹联文化于一体的活动，以"生地熟地药祖圣地"作为上联，向全球华人征集下联和横批。

上联看似简单，实则内涵丰富。浙江省诗词楹联学会常务副会长尚佐文解释，上联属对联中的"机巧联"，即在联语中巧妙地设立一些有难度的关卡：一是使用反复手法，重复出现三个"地"字；二是前面四字是两种中药名。此外，还有三重隐含的关卡：一是"生地熟地"，反映了生地黄通过炮制成为熟地黄的动态变化；二是"生地熟地"语义双关，除了药名，还寓含着从陌生地到熟悉地的情感变化：生地、熟地、圣地，三者具有一种递进关系。

桐君堂中药技术总监、国家级非物质文化遗产"桐君传统中

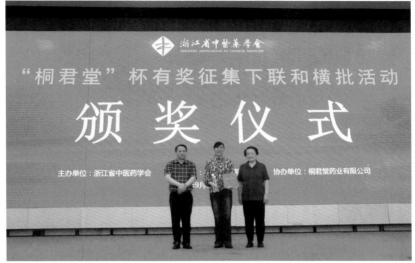

"桐君堂"杯有奖征集下联和横批活动颁奖仪式

药文化"代表性传承人申屠银洪作为活动的策划发起人和上联作者表示：引用生地和熟地两味中药名，包含希望全球华人对中药鼻祖桐君文化和药祖圣地从陌生到熟悉，从不了解到了解，从熟知到热爱、保护、传承和弘扬的寓意。

活动共收到全球 700 多位华人的 1518 副作品，参赛者来自各行各业，覆盖各个年龄段。经审查、网络投票、专家评审等环节，评选出最佳下联横批奖 1 名、优秀下联横批奖 10 名。夺魁之作"桂心莲心桐君仁心"，横批"悬壶济世"，来自河北邯郸一位年逾古稀的退休老人。尚佐文说，"桂心""莲心"均为中药名，与"生地""熟地"相对;"桐君仁心"是桐君中药文化的核心精神，也体现了桐庐地方文化的亮点，与上联对仗工整，尤其是"仁心"对"圣地"，不仅"仁""圣"为工对，而且使用了"医者仁心"的典故，非常贴切。横批"悬壶济世"，也最符合桐庐百姓对桐君精神的解读。

[贰] 传承场所

1. 桐庐县中医院

桐庐县中医院创建于 1981 年 1 月，是一所以中医为主、中西结合、各科齐全、门诊住院配套的二级乙等综合性中医医院。是桐庐县中医医疗教学科研的中心。2004 年新建成的医院占地面积 8800 平方米，建筑面积 9200 平方米。有正式职工 200 人，高级职称 19 人，中级职称 38 人。住院部核定床位 160 张，设内儿科、骨伤科、外妇科三个病区。门诊设中医内科、妇科、儿科、骨伤科、针灸科、推拿科、皮肤科、眼科 8 个科室，西医设有内科、中西医结合科、外科、妇科、五官科、口腔科 6 个科室，还开设了乳腺增生病、不孕不育、肾病、小儿哮喘、腰腿痛、心血管、小儿疳积、胆病、胃病、眼底病、月经病、牙正畸等 10 多个专科专病门诊。

医技科室设检验、放射、CT、特检（B 超、胃镜、心电图、碎石、病理室）、药剂等科室，能接待处理内科、外科、骨伤科、

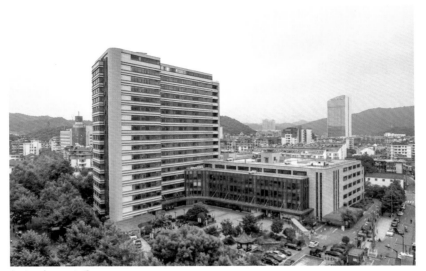

桐庐县中医院全景

妇科、儿科等科急诊抢救病人，实行 24 小时急诊值班制。

医院依靠科技，重视人才的引进与培养，发挥名老中医作用，一批中青年中医业务骨干逐渐脱颖而出，为医院发展奠定了基础。现已逐步形成了以中内科、中儿科、中妇科、中医骨伤科见长的特色专科。骨伤科、外科、泌尿科等在社会上都具有较高的知名度。

桐庐县中医学会是由桐庐县民政局于 1999 年 12 月 1 日批准登记的社会团体，业务主管单位为桐庐县卫生和计划生育局。

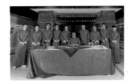
2. 桐君药祖国医馆

桐君药祖国医馆位于县中医院四楼门诊楼，中医氛围颇为浓郁。时珍堂、丹溪堂、扁鹊堂……以中医名家命名的诊疗室格外醒目。

为满足市民对中医诊疗的需求，更好地传承发展传统中医药文化，壮大桐庐中医药事业，2006 年 9 月，桐庐县中医学会与县中医院联合创建了桐君药祖国医馆，并在 9 月 24 日正式开馆运行。

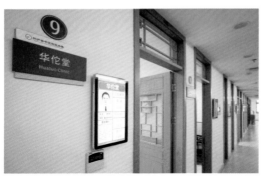

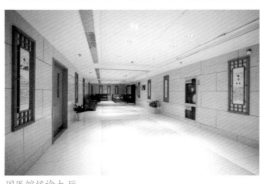

国医馆候诊大厅

开馆之初，国医馆共有 8 位中医专家坐诊，随着国医馆的发展壮大，如今中医专家队伍已扩充为 19 人。

目前，国医馆特色专科有中医妇科（不孕不育、月经病、乳腺增生病），中医内科（肾病、肝胆病、胃病），中西医结合内科、中医儿科等。国医馆馆长为主任中医师姚梦华，擅长小儿咳嗽、哮喘、腹泻的中西医结合治疗；国医馆名誉馆长、主任中医师许子春，擅长不孕不育、乳腺增生、盆腔炎、月经不调、面部黄褐斑、子宫肌瘤、更年期综合征、卵巢囊肿。另有主任中医师郎厚躬、金雪明、吴安东、郑天根、陈金龙、许振、盛辉、应颖，副主任中医师俞凡先、余金木、赵建英、柴国平、盛鸿烈、何樟明、张绮娟、洪银芳、潘炉群等，在各自擅长的领域为患者提供专业的服务。

3. 桐君中医药文化博物馆

桐君中医药文化博物馆坐落于桐庐县城南街道高家路 288 号浙江桐君堂中药饮片有限公司厂区内，是中国首家以桐君中医药文化为主题的特色博物馆。该馆建筑面积近 1000 平方米，1990 年开始筹备，2012 年 11 月正式开馆，总投资 3000 多万元。

博物馆分前厅、中药文化馆区和中医文化馆区三大板块，共展出 1000 多册中医药古籍和 1200 多件实物展品，是中国中医药界少有的文化场景，是桐君堂人守望、坚持、传承和弘扬桐君中医药文化的代表力作，也是药祖圣地中药文化历史沉淀的集中展示，更是世人领略祖国中医药文化博大精深的文化园地！

博物馆前厅正中为中药鼻祖桐君木雕画像，对联"悬壶为世人，良药济苍生"就是桐君文化的核心，也是桐君堂人的共同价值追求。

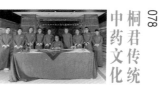

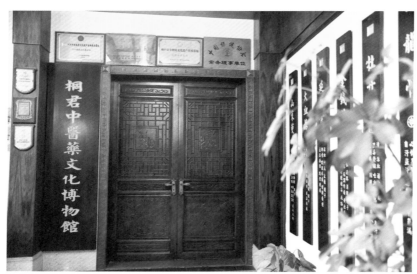

桐君中医药文化博物馆

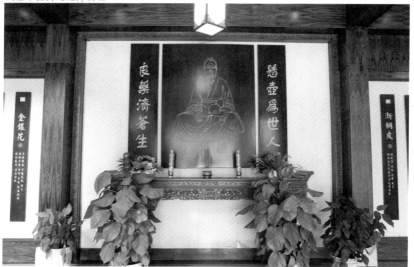

博物馆前厅药祖桐君木雕画像

　　推开博物馆中药文化馆区的大门，左侧呈现的是一个典型的传统中药铺：门楣上悬挂着"桐君堂"金匾，左右两边对联："神农本草，岐黄济世；金石集萃，长留药香。"前面的是调剂台，后面是中药格斗，清朝末年民国初年的药柜、调配杵击药物的舂筒、放置称量药品的戥子、压镇药方子的戒尺、药橱子上的药罐子、栩栩如生的药铺掌柜和伙计蜡像……传统古老的气息迎面扑来。

　　古药铺的对面是复原的古代桐君药街壁画，画面人物形态逼真，药业经营热闹繁荣，仿佛让人穿越到了几百年前。

　　再往里走，一一呈现在我们眼前的是桐君中医药文化实物、

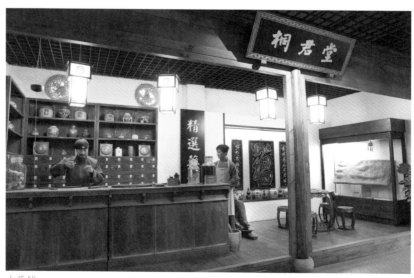

古药铺

古旧书籍、古炮制煎煮等用品用具、标本和样品，以及红曲生产的古貌复原场景等。

在中药文化馆区，陈列着许多名贵中药材，有近百年树龄的肉桂，亿万年之久的龙头骨化石，罕见珍贵的豹骨标本等，还有各式灵芝，大唇犀、五花龙头骨、萨摩麟头骨等化石龙骨，其中完整的大唇犀骨架化石可

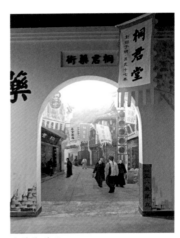

古药街壁画

以说是镇馆之宝。还有牛黄、马宝、犀角、麝香等珍稀药材。

在中医文化馆区，雕塑了三位远古时期的医药大家。左侧的中药鼻祖桐君老人还是一贯的慈眉善目，笑容可掬。正前方的是黄帝与岐伯。相传，黄帝和他的臣子岐伯都能治病，黄帝常与岐伯讨论医学，《黄帝内经》即是以二人问答的形式撰写的。其文简而意博，是我国现存最早的一部医学文献。后世因此称传统中医学为"岐黄之术"，"岐黄"也被视为医家之祖。

左边的通道是"医史长廊"。两边墙上的图文，就是一部中国医学史直观教材。依次是：（远古时期）伏羲、神农；（春秋战国时期）扁鹊；（东汉时期）外科始祖华佗；（两晋时期）王叔和和炼丹大家葛洪；（宋金元时期）著名的"金元四大家"，其中的朱丹

溪就是浙江义乌人；（明清时代）李时珍、张景岳等，还有"瘟病双雄"叶天士和吴鞠通，他们的《温热论》和《温病条辨》是现在学习中医的四大经典之一。还有桐庐古今众多名医中精选出的9位名医。

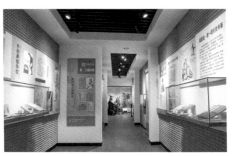

中医文化馆医史长廊

在中医综合馆区，有各类中医养生调养时用到的器具、惟妙惟肖的药膳制作场景、按实际比例还

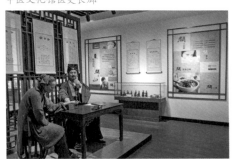

中医综合馆展区

原中医师给病人搭脉、开方场景……从中医辨证施治，到各类的养生疗法，再到"望、闻、问、切"的治疗方式，这些都是中医特有的诊疗理念的传承。

在桐君中医药文化博物馆，我们可以了解中药、了解中医、了解桐君堂。这里陈列的中草药标本、详尽的介绍文字、图片和视频、各类古法养生调养的器具、一比一实际还原的场景，使我们走进华夏中医药殿堂，体会传统中医药文化的博大精深，感受那份历久弥新的文化魅力。

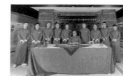

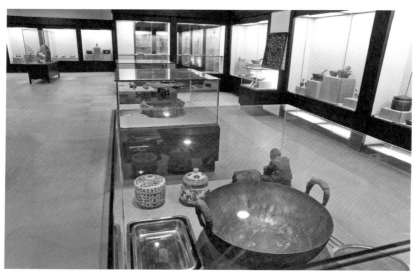

中药文化馆展区

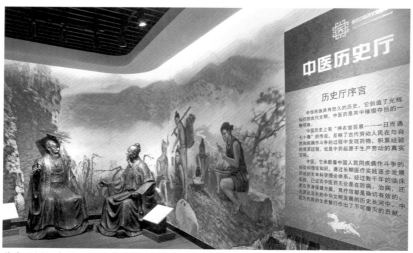

黄帝、岐伯、桐君三位远古时期医药大家雕像

4. 桐君堂古法炮制传承班

2016年，为了让更多的年轻人掌握古法炮制的精髓，传承桐君传统中药文化，桐君堂开设了古法炮制传承班。桐君堂古法炮制传承班在班主任申屠银洪的带领下，30名在桐君堂工作表现优异的年轻人成为首批学员。他们在中药鼻祖桐君先生雕像前行叩拜礼，宣读《祭中药鼻祖桐君先生誓文》，在桐君老人像前完成入学仪式。

古法炮制传承班由杭州地区炮制比武头名状元和至今仍身怀绝技、熟练掌握传统中药手工炮制技艺的老药工为辅导老师，继承和发展手工切制、手工炒制、九蒸九制、丹散丸药制作等古法工艺。这是全国第一家民营企业以团体性传承为主的古法炮制传承班。传承班学员采用学时制计分，利用业余时间独立达到各项工艺的所有要求并进行年度考核。如手工切制，从原料挑选，前期水处理达到切制所需的软硬度，磨刀、装刀以及握药工具的准备，到力度、速度、切制厚度的配合和握等，是体力活，更是技术活，十分考验学员的意志和毅力。

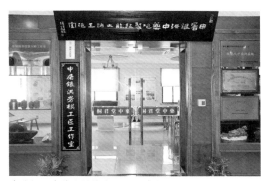

申屠银洪中药炮制技能大师工作室

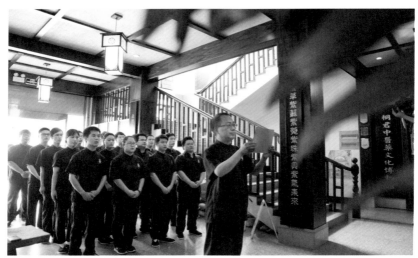

桐君堂古法炮制传承班春季开班仪式

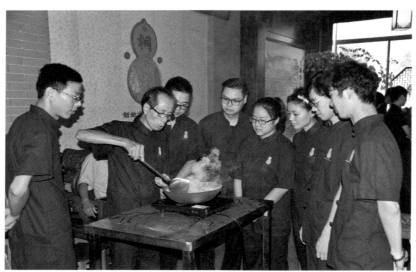

老师展示炮制技艺

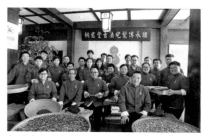
桐君堂古法炮制传承班秋季开班仪式

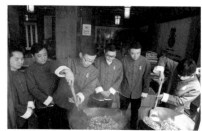
老师展示炮制技艺

迄今为止，已经有近 50 位老中青学员，各大医疗机构、企业和在校学生数百人在古法炮制班学习和传承。

5. 桐君堂发酵车间

桐君堂拥有通过国家 GMP 认证的洁净发酵车间，将近 1500 平方米，宽大明亮。发酵车间建有 1 个六神曲发酵工艺中试生产车间和小试工艺试验区，还有 1 个 2400 平方米的中药检验中心和 1 个发酵饮片储藏与养护库室，并拥有品种优秀的鲜苍耳草、鲜青蒿、鲜辣蓼等纯天然无污染的产区。

技术方面，有浙江桐君堂技术总监、"杭州工匠"、"全国最美药师"申屠银洪为生产指导，有多名研究生组成

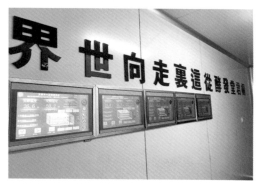
温湿度控制显示屏

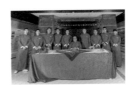

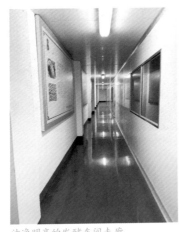

洁净明亮的发酵车间走廊

的检测队伍，力量雄厚。整个生产过程，从原料的基源鉴定、入库检验、规范操作、批生产记录、成品的检验到菌种筛选等都有严格的要求，采取桐君堂特定的、复杂的、多层次的、多点立体的温湿度调控举措以及追溯系统，步步为营、严密有序。对不同中药饮片发酵流程量身定制，采用"从田间到碗里"的中药全产业链追溯系统，是业内享有盛誉的中药发酵基地。

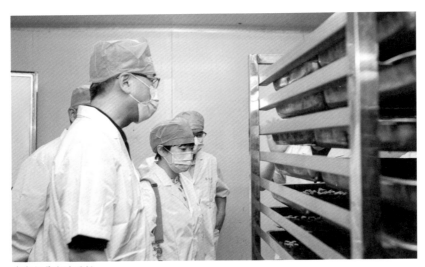

专家指导发酵现场

[叁] 技艺传承

1.传承基地

（1）桐君堂

桐君堂是桐君中药文化传承活动的主要场所。目前桐君堂拥有 146 亩厂区；拥有 100 平方米的古法炮制技艺操作场地，传承古法炮制技艺；设有 2000 平方米的中药发酵工艺基地，生产各类发酵产品；与桐庐职业技术学校合作，开办"桐君中药班"，培养传统中药炮制后继人才。同时，通过到医药类高校招聘等方式，大力吸收相关人才，做好技艺的传、帮、带工作，培养了一批桐君中药发酵工艺人才。

桐君堂生产中药炮制饮片产品 600 多种，年产中药饮片销售额超 8 亿元，辐射全国 300 多个城市。目前建成华东地区规模最大的中药发酵生产基地，年产达 500 吨，被评为浙江省非遗生产性保护基地。以桐君堂药业有限公司生产产业基地为核心，建设桐庐健康城，弘扬桐君传统中药文化。

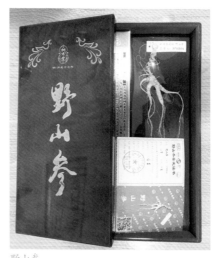

野山参

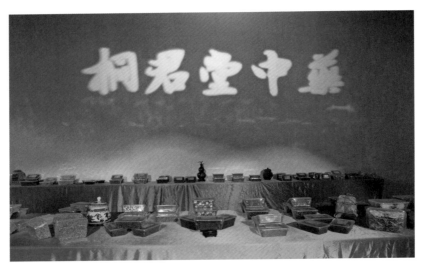
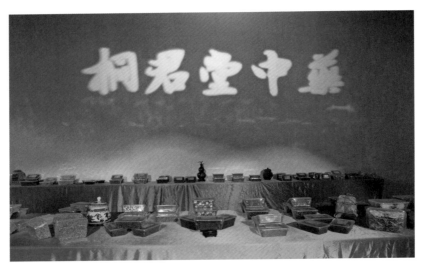

桐君堂精品中药展示台

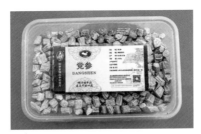

党参

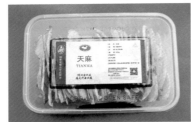

天麻

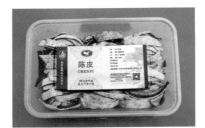

陈皮

桐君堂精品中药

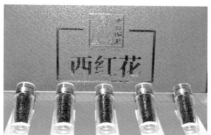

西红花

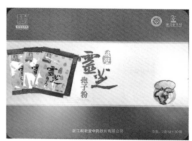

破壁灵芝孢子粉

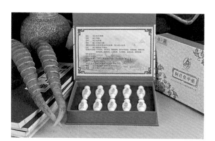

羚羊角粉

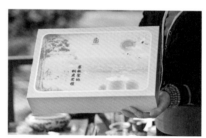

桐君有礼

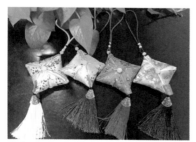

香囊

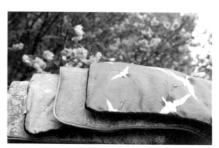

艾绒坐垫

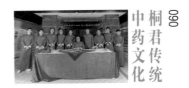

桐君堂传承人员

桐君堂现有 700 多名职工，掌握传统中药发酵炮制工艺技术的骨干 50 多人。中药发酵工艺传承基地主任为申屠银洪，负责整个基地建设总体设计和整体规划，并带领整个团队进行工作。基地副主任汪玉军，基地办公室负责人朱鑫谊，主要成员有王良春、倪善林、邱晓云、汪玉军等。

桐君传统中药主要传承人：胡剑霞、方正、吴志军、倪善林为县级非遗代表性传承人，已经全面掌握中药古法发酵炮制技艺，致力于桐君传统中药的传承保护工作，特别是在中药发酵饮片新产品的开发等方面，起到了很好的传承作用。

（2）桐君谷

桐君谷主要从事中药材种植和销售，以发酵中药发酵食品为特色的大健康产品的生产。桐君谷以国家级非遗产桐君传统中药文化研究院、中医药大健康和发酵工艺研究院、道地中药材"桐七味"研究院为科技引领，以桐君药祖文化传承为内涵，以科技研发创新为驱动，以传统中医药理论为基础，以数字化管理为手段，成为从药祖圣地走向全国的生物医药高端品牌企业。

桐君谷国家级非物质文化遗产桐君传统中药文化研究院

桐君谷打造了国家级非物质文化遗产桐君传统中药文化研究院，以中国非物质文化遗产保护协会中医药委员会、浙江省非物

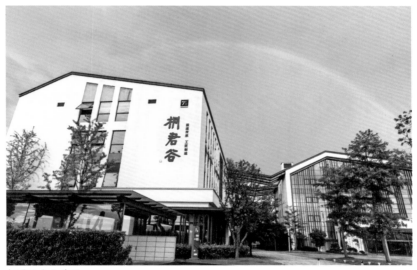

桐君谷企业外观

质文化遗产保护中心、浙江省非物质文化遗产保护协会为指导单位，以教授、博士生导师、首席研究员、国务院学位委员会学科发展战略咨询委员、国务院参事室特约研究员、国家级非物质文化遗产项目（中医生命与疾病认知方法）代表性传承人、中国非物质文化遗产保护协会副会长兼中医药委员会会长、中国中医科学院原院长曹洪欣为桐

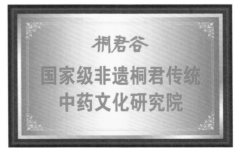

国家级非遗桐君传统中药文化研究院

君传统中药文化研究院名誉院长，同时聘请了众多国家级、省级非遗保护领域的专家学者和桐庐县资深文化名人共同组成了国家级非物质文化遗产桐君传统中药文化研究院的研究团队。研究院占地 500 平方米，位于桐庐健康小镇核心区域凤栖·生命港产业园，该小镇是浙江省人民政府批准的唯一以健康命名的小镇。

研究院展出了各类古法炮制用品器具 800 余种，各类传统中医药经典书籍 300 余册，集中展示了桐君传统中药文化的地域文化背景、桐君及其贡献、文化基因、制作技艺、文化传承、传承谱系与代表性传承人等内容，特别展示了古法发酵技艺的历史渊

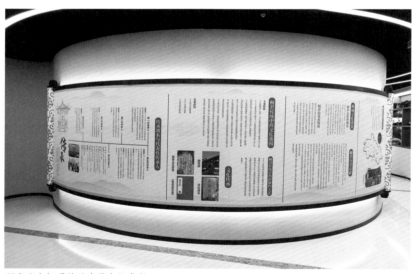

研究院内桐君传统中药文化卷轴

源、制作流程、制作工艺及
发酵中药制剂、产品，实景
搭建了古灶台，生动再现了
古法炮制制作场景，在发酵
区有一系列的手工炒制、手
工切制、九蒸九晒、丹散丸
药的活态技艺的展现、传承
与体验互动。

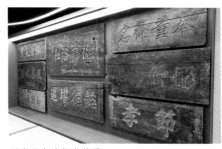
研究院内的各类牌匾

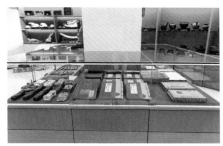

研究院展示了大量中药
材标本、古色古香的老药柜、
反映桐君传统中药文化各个
时代内涵的牌匾数十块，弧
形展示柜中展示了大量珍贵
的捣药桶、切药刀、老药箱、
碾船、戥子、古代医用"串
铃"、铜杵臼、药罐、博山炉
等珍贵器具。

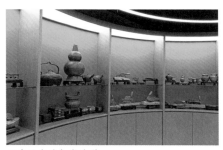
研究院内的各类典藏

桐君谷申屠银洪中药炮制技能大师工作室

桐君谷拥有申屠银洪中药炮制技能大师工作室。工作室于
2015年成立，是杭州地区中药炮制领域唯一审核认定的大师工作

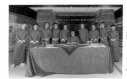

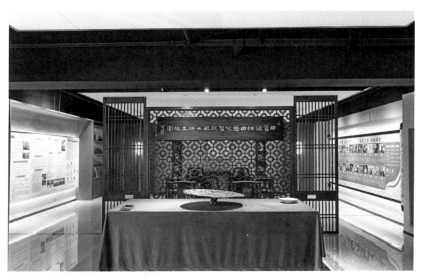

申屠银洪中药炮制技能大师工作室

室，主要负责中药炮制的技能培训与技艺传承、中医药传统文化的传播，以及中药饮片系列的产品研发、技术创新、工艺改革等。截至目前，工作室累计获国家授权发明专利 11 项，实用新型专利 12 项。申屠银洪带领吴志军、倪善林、王纯、文波、包鹏、应旺等徒弟们相继开发生产了红曲、六神曲、淡豆豉、胆南星、百药煎、建曲、半夏曲、孩儿面等发酵类中药饮片。工作室以申屠银洪为领衔人，带领工作室成员开展技术研发、工艺创新、技术传授、学徒培养、文化传承等系列工作。

桐君谷生产基地

桐君谷拥有道地药材供应基地、发酵中药生产基地、发酵食品生产基地、药膳研发基地，四个生产基地共占地5000平方米。桐君谷以"桐七味"为基础，以浙产道地药材为重点，开展基地联接，打造优质中药材原料供应基地，以发酵中药饮片为核心，打造具有自主知识产权，引领行业标准的发酵中药制造基地，以发酵工艺为特色，以药食同源养生膳食为抓手，以线上线下为平台，打造安全有效的系列健康产品制造基地。

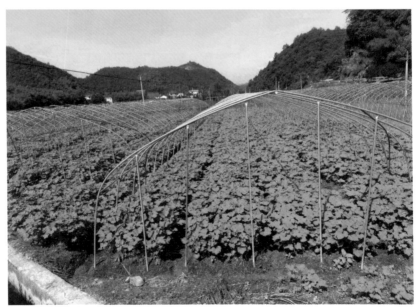

桐君谷部分规范化种植基地

弘扬宣讲桐君传统中药文化

申屠银洪作为国家级非遗桐君传统中药文化代表性传承人，2022 年 11 月参加"医耀钱塘 杭向健康"2022 西湖国医高峰论坛暨中国式现代化与中药制剂传承创新论坛，作题为《炮制技艺与安全有效》的主题演讲，2022 年 8 月应国家文旅部和浙江省文旅厅的邀请，参加山东济南第七届中国非物质文化遗产博览会，2023 年 7 月亮相第十五届浙江·中国非物质文化遗产博览会，展示桐君传统中药文化，同年 7 月受浙江广播电视集团邀请参加"融合共生·健康共创"新媒体时代中医药文化传播与推广主题活动暨"浙江大国医"启动仪式，作题为《桐君传统中药文化》的宣讲，他还经常走进社区、企业、学校进行宣讲，30 余年始终致力于传承、保护、弘扬祖国优秀传统中医药文化，让桐君传统中药文化更好地服务百姓、服务社会、服务国家。

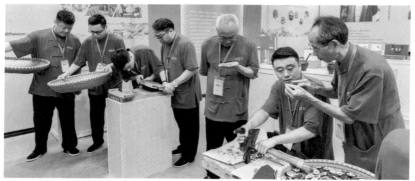

申屠银洪带领团队成员参加第十五届浙江·中国非物质文化遗产博览会

2. 传承谱系与代表性传承人

桐君传统中药文化传承谱系源于黄帝时期，年代久远，诸多文献均已散佚，目前所考证的传承人群体从民国时期开始叙述。

第一代传承人

许仲凡（1897—1972），男，桐庐名中医，医艺研精，屡起沉疴痼疾，声誉鹊起，习药习医，有"半仙"誉称。清末民初，在桐庐东门头"太和堂"坐堂。1962年被评为首批浙江省名老中医，在浙江省中医药界具有相当的影响力，医名远播，至今久盛不衰。

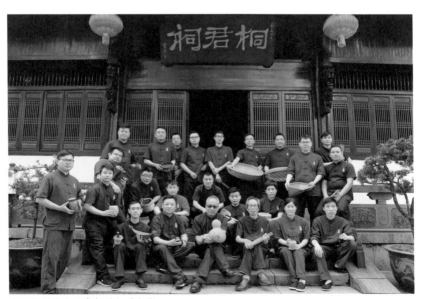

古法炮制传承班在桐君祠前合影

第二代传承人

汪云来（1903—1965），男，师从许仲凡，精通传统中药的炮制技艺，民国初期桐庐"太和堂"药店老药工。尤其擅长切药材，被称之为"头刀师傅"。

第三代传承人

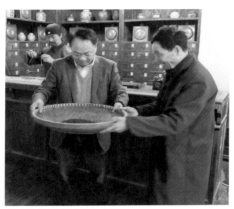

第三代传承人傅关洪（右）

傅关洪（1941—2014），男，桐君堂老药工。自幼师从"头刀师傅"汪云来，专注中药材质量把控和中药饮片的传统炮制技艺，有丰富的经验和较高的专业造诣，在业内也具有很高的声望和影响力。

第四代传承人

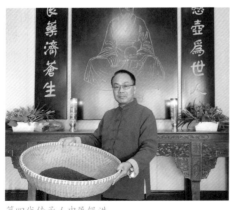

第四代传承人申屠银洪

申屠银洪，1967年出生，男，1987年起就师从傅关洪。从事传统中药炮制技艺35年，已经熟练掌握传统中药的种植、鉴别、炮制、贮藏等核心技艺。

被评定为省级非遗代表性传承人。

第五代传承人

胡剑霞，女，1976 年出生，毕业于中国医科大学药学专业。1996 年 1 月进入桐君堂药业有限公司，师从申屠银洪，学习古法炮制技艺和桐君中药文化，被评定为第五批桐庐县级非遗代表性传承人。

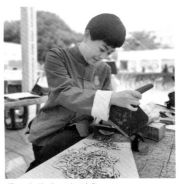
第五代传承人胡剑霞

方正，男，1979 年出生，毕业于北京中医药大学中药学专业。2004 年师从申屠银洪，学习中药炮制技艺和桐君中药文化，是桐庐县级非遗代表性传承人。

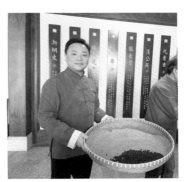
第五代传承人方正

吴志军，男，1979 年出生，中药师，毕业于浙江药科职业大学药学专业。2002 年师从申屠银洪，熟练掌握切制、炒制、蒸制、丸制和发酵等传统古法炮制技艺，是桐庐县级非遗代表性传承人。

倪善林，男，1982 年出生，执

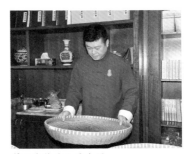
第五代传承人吴志军

业中药师、制药工程师，毕业于中国医科大学中药学专业。2006年师从申屠银洪，熟练掌握传统中药的炮制和鉴定等技艺，是桐庐县级非遗代表性传承人。

第六代传承人

王纯，男，1986年生，2010年师从申屠银洪，中药师，现任桐君谷综合管理部长，擅长产品设计、手工炒制。

包鹏，男，1989年生，2012年师从申屠银洪，现任桐君谷生产部部长，擅长切制。

文波，男，1987年生，2014年师从申屠银洪，执业中药师，现任桐君谷质量副总，擅长检验分析、手工丸制。

应旺，男，1990年生，2023年师从申屠银洪，现任桐君谷财务部部长。

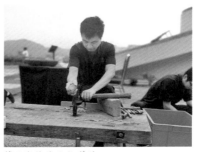
第五代传承人倪善林

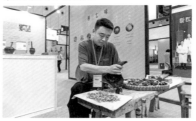
第六代传承人王纯

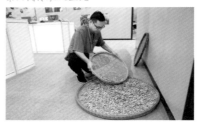
第六代传承人包鹏

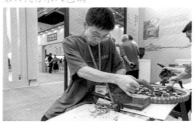
第六代传承人文波

舒汝佳，女，1995 年生，2023 年师从申屠银洪，现任桐君谷董事长助理。

陆龙辉，男，1991 年生，2023 年师从申屠银洪，现任桐君谷大健康事业部副部长。

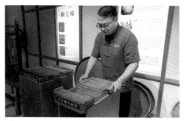
第六代传承人应旺

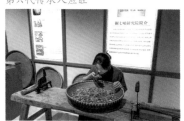
第六代传承人舒汝佳

3. 传承手段

一是加强宣传。桐君堂药业有限公司建立了桐君中医药文化博物馆，2014 年就入选第一批浙江省中医药文化旅游示范基地，到目前已经接待超 10 万人次参观；举办面向各层次中药从业人员的浙派发酵工艺管理规范和生产规范培训班，

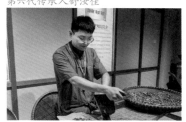
第六代传承人陆龙辉

请省级非遗传承人及专家讲课，每年培训 40 人；收集与传统发酵相关的历史文献和制作工具等；建设以六神曲、淡豆豉、百药煎为代表的浙派发酵主题博物馆及网上博物馆；举办桐君中药文化传承发展研讨会和两年一届的"桐君堂"杯中药材真伪鉴别全国大赛，有计划、有组织地宣传桐君传统中药文化。

二是理论研究。与高等院校、科研单位协作，建设国家级中药发酵基地，做好中药发酵工艺及桐君中药文化保护传承和健康产业发展的挖掘研究工作；着手编纂《桐君中药文化中药发酵工艺》，全面介绍中药发酵的系列知识，引导大众正确认识发酵。目前中药发酵已进入现代化生产，对于菌种、温度、湿度等都能够进行控制，基本包含生物发酵工程的全部环节，不再单一通过主观经验控制，炮制品的质量有了保障。

三是技术创新。加大资金投入，扩展改造现有的发酵制作基地，新增面积 1000 余平方米；着手引进先进发酵设备，形成一条以六神曲、淡豆豉、胆南星为代表的符合 GMP 要求的示范生产线；建立 400 亩的六神曲原材料规范化可追溯体系的种植基地。

4. 地道中药材"桐七味"

2022 年 6 月 20 日桐庐县中药材产业协会成立大会上，根据历史传统、产量统计、产业发展等因素，在广泛征求意见的基础上，提议并通过白术、覆盆子、山茱萸、六神曲、红曲、白芨、黄精作为道地药材桐七味。

为了让桐七味中药材种子资源收集保存、鉴定评价、优良品种选育与良种繁育能力进一步提升，优质种子种苗大规模推广应用，中药资源监测能力明显提高，从源头保障中药材质量，打响桐七味品牌，助推桐庐中药材产业高质量发展，为桐庐的产业经济发展贡献力量，桐君谷在 2023 年特成立道地药材桐七味研究院。

研究院以浙江省中药材产业协会、浙江省中药饮片产业协会、杭州市农业科学研究院、杭州市中药材产业协会、桐庐县中药材产业协会为指导单位，以历史悠久、品质优良、享誉业界的桐庐道地药材桐七味为抓手，以开展基源研究、种子培育、基地种植、品质控制、产业发展为导向，着力提升以桐七味为代表的桐庐道地药材的知名度，为农民增

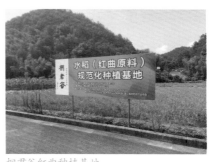

桐君谷红曲种植基地

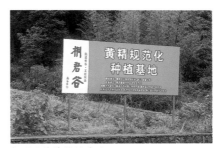

桐君谷黄精种植基地

收、农业增效、共同富裕和桐庐产业经济的高质量发展贡献力量。

5. 产业发展

2017 年，浙江省健康服务业发展联席会议办公室公布了全省健康产业"四个一批"（一批特色小镇、一批产业基地、一批重点企业、一批重点项目）重点培育清单，桐庐富春山健康城、桐庐健康小镇双双入选，分别入选为健康产业示范基地、健康特色小镇创建单位。同时，落户于健康小镇的江南养生文化村也成功入选健康产业重点项目。

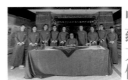

富春山健康城秉持"产、城、人、文、景"五位一体融合发展理念，坚持"生态为基、产业为王、项目为要"的总基调，在核心区域内建立了"桐庐健康小镇"，在 36.72 平方千米的规划范围内，构建了生命科技产业区、中医健康养生区、运动休闲康体区和杭黄高铁综合体板块的"3+1"产业发展体系，各板块吸引了一大批健康产业内的高端优质企业。其中，中医健康养生区充分挖掘和发扬桐庐"中药鼻祖圣地"文化，以中医药健康服务为核心，以中药制造和保健品制造为支撑，强化中医名医、名馆、名企引进，推进中医药传承创新，释放中医健康产业潜力和活力，打造全国中医健康养生发展高地。到目前，已引进了江南养生文化村、颐居养生园、中通"云谷"、达利健康博览中心等养生综合体类项目。

[肆] 地域传承

1. 桐庐地方药材

桐庐地方药业源远流长。清康熙二十二年（1683）《桐庐县志》载有地方药材 50 个品种，光绪二年（1876）《桐庐县志》载有 67 个地产药材。民国《桐庐县志》载：药有茯苓、前胡、瓜蒌、萆薢、薄荷、半夏、桔梗、紫苏、香薷、荆芥、葛根、香附、豨莶、菖蒲、山楂、山栀、乌梅、苍耳、枸杞、术（苍、白二种）、菝葜、贝母、蝉蜕、斑蝥、野菊、麦冬、天麻、地黄、黄精、青精、天虫、苦参、杜蘅、马兜铃、天南星、穿山甲、何首乌、白芍药、赤芍药、款冬花、天花粉、车前子、鸡具子、金银花、蓖麻子、草决明、五加皮、地骨皮、刘寄奴、吴茱萸、蒲公英、桑皮、青蒿、芫花、管仲、五倍子、王不留行、石钟乳、寒水石。

1929 年 6 月，杭州西湖博览会上，桐庐之茯苓、木瓜、五倍子、玉竹获中药材一等奖。1959 年《桐庐县志》载当地产药材 113 种；1988 年 6 月，全县产量较大的地产药材已达 840 多种，总量达 1100 万公斤，其中山茱萸、杭白芍、半夏、防己、覆盆子、白术、前胡、黄精、百部、野菊花、白茅根、葛根、益母草、贯众、元胡、玄参、山药等几十种地产药材产量丰富，白术、山茱萸、覆盆子、六神曲、红曲、白芨、黄精组成的"桐七味"道地质优名扬四方。

分水境内所产药材，据《分水光绪县志》载：药类有紫苏、桑白皮、乌药、白术、茯苓、半夏、玉竹、奇良、青蒿、淡竹叶、谷精草、苏子、天南星、何首乌、桔梗、青木香、自然铜、桃仁、金钗斛、槐花米、松香、百合、香附、车前、益母、白茅根、巴戟天、夏枯草、蒲公英、苍耳、龙胆草、土大黄、菟丝子、土三七、牵牛、栝蒌、覆盆子、猢狲姜、石菖蒲、金银花、野葡萄、金樱子、山栀子、土茯苓、贝勒刺、海桐皮、枸杞、五味子、五倍子、山楂、女贞、吴茱萸、山茱萸、南烛、蓖麻、络石、石韦、卷柏、马勃、麝香、穿山甲、桑螵蛸、黄蜡、寒水石、白石英、莲花乳。

2. 桐君医脉验方

（1）石淋之症。清热利湿，通淋排石。（许子春）

病例：男，61 岁。小溲急迫，伴滴沥不尽反复。右肾多发小结石，左肾囊肿，前列腺增大伴多发钙化。夜寐梦绕纷纭，脉沉细涩，左关微弦，尺按无力，苔根微黄，舌暗红，中有纹裂，边有齿痕。证属年老肾衰，气虚血行不畅，痰湿阻络，导致气化失司。治宜清热利湿，通淋化石。

处方：

黄芪 15 克、炒川续断 15 克、白花蛇舌草 25 克、蒲公英 15 克、广郁金（杵）12 克、忍冬藤 20 克、石韦 15 克、瞿麦 15 克、萹蓄 15 克、益母草 30 克、海金沙 10 克、金钱草 30 克、连钱草 30 克、鸡内金 12 克、焦川楝子 10 克、炒元胡 10 克、浙贝 15 克、枸杞子 15 克、竹沥半夏 10 克、炙甘草 3 克。7 剂。

（2）寒疝肿痛。益气升提，疏肝温通。（许子春）

病例：男，82 岁。反复左侧腹股沟突出肿块伴左下腹坠胀而痛连及睾丸，甚时疼痛难忍，按之不能回纳。久站、劳累或咳嗽时加重。伴见神疲倦怠、尿频急痛、日夜未安。诊得其脉沉而细涩，左关弦紧，苔根白腻，舌黯红。急拟益气补肾、疏肝开郁、温通散寒、化瘀止痛。

处方：

生黄芪 15 克、生晒参 5 克、盐杜仲 15 克、炒川续断 15 克、焦川楝子 10 克、炒元胡 10 克、炒青皮 6 克、橘皮 6 克、橘核 10 克、荔枝核 10 克、炒乌药 6 克、炒小茴香 5 克、白英 15 克、忍冬藤 20 克、酒赤白芍（各）15 克、红木香 10 克、炒吴茱萸 3 克、伸筋草 10 克、生炙甘草（各）3 克。7 剂。

（3）口舌生疮。清心疏肝，泄热化湿。（许子春）

病例：女，53 岁。反复口腔黏膜溃疡一月有余，溃疡蔓延，糜烂点红肿热痛，目赤火热，肢末不温，大便偏干，2—3 日一解，脉弦濡小数，苔根微黄薄腻，舌尖红。诊为口疮病。治宜清心疏肝泄热，健脾化湿解毒。

处方：

升麻 6 克、川连 2 克、炒枣仁（杵）12 克、当归 12 克、生地黄 15 克、丹皮 10 克、丹参 15 克、桑叶 10 克、防风 6 克、生石膏 12 克、焦栀子 6 克、藿香 6 克、川石斛 12 克、炒香枇杷叶（去毛）6 克、酒赤芍 15 克、浙贝 12 克、生薏苡仁 20 克、卷心竹叶 3 克、蜜甘草 3 克。7 剂，凉服。

（4）脾胃阳虚。升阳除湿，祛风运脾。（吴安东）

病例：女，64 岁。多发性骨髓瘤，行化疗等治疗后，局部疼痛好转，免疫指标也已改观。3 个月后突然出现水泻，每日 20 次左右，经西药（包括输液）后腹泻仍不止，痛苦不堪。神疲乏力，形寒，舌淡苔白，脉沉细。辨证为脾胃阳气虚弱，脾失运化而湿阻，拟李东垣升阳除湿法。

处方：

姜半夏6克、茯苓12克、麸苍术15克、益智仁9克、蜜升麻5克、柴胡4克、肉豆蔻3克、防风5克、炙甘草5克。3剂。

（5）心脾两亏，心气不足。除痰湿，安神滋腻。（吴安东）

病例：男，56岁。失眠而胆怯，苔腻，脉细滑，服艾司唑仑后，失眠有好转，但胆怯未除。诊为心脾两亏，痰湿内阻。用十味温胆汤加减。

处方：姜半夏6克、茯苓12克、炙甘草5克、陈皮6克、姜竹茹9克、麸枳壳8克、炒黄连2克、党参12克、当归10克、远志3克、炒枣仁9克、秫米15克。5剂。

（6）产后子宫脱垂。补中益气。（余金木）

病例：女，32岁。产后40多天，子宫脱垂Ⅱ度，自述站立时体外可及，卧时较轻。症见面色萎黄，形瘦体弱，自觉头晕目眩，气短纳少，腰部酸楚，小腹坠胀，全身乏力，舌淡苔薄，脉沉细无力。治宜补中益气，补肾固涩。方用补中益气汤加减。

处方：

炙黄芪30克、党参15克、炒白术15克、当归身15克、升麻 6 克、柴胡 6 克、菟丝子 15 克、金樱子 30 克、炒枳壳 30 克、炙甘草 6 克、炙龟甲 15 克。7 剂。

（7）痰湿困脾。运脾化湿法。（余金木）

主症：胸胁满闷，或呕恶痰多，形盛气弱，苔腻脉滑，经行衍期，或闭经、不孕，带色多白，或妊娠肿胀等。

病例：女，32 岁，已婚。形体逐渐肥胖，经后带多，色白质稠，腹胀腰酸，神怠乏力，纳呆，便溏，尿少，脉细滑，苔薄质润。脾虚湿滞，湿浊下流，遂成带下。拟运脾化湿法。

处方：

苍术 10 克、白术 10 克、淮山药 30 克、大豆卷 10 克、白茯苓 12 克、陈皮 5 克、枳壳 10 克、炒白芍 9 克、孩儿参 10 克、炒山楂 15 克、生炒薏苡仁各 15 克、赤小豆 30 克、炒白鸡冠花 10 克。7 剂。

注：中医讲究严格的辨证施治，以上医案是医生经过临证诊断后所出处方，读者不可据此自购处方服用，请务必到正规医院求诊。

3. 桐庐传统药膳

有道是"药食同源"，古人最早注意的是饮食禁忌，渐渐就有了以食物治疗疾病的说法。孙思邈《千金要方》中就有食治专篇，是现存最早的食疗文献，他的弟子孟诜撰写的《食疗本草》，对其

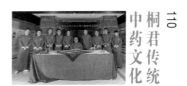
食疗思想有所发挥；元代的忽思慧所撰《饮膳正要》虽然是一本烹饪专著，但对食物养生和禁忌也有涉及。

桐庐民间有较多的药膳方，但大多是以口耳相传的方式流传，少有明确的文字记载。现在流行的养生药膳方是桐君堂老中医根据养生经典名方配制，采用道地药材，主打补阴养气、健肝利肾。如民间广为流传的"温补三两半"，以当归、黄芪、牛膝各30克，防风15克，炖老母鸡，在桐庐一带颇为流行，具有益气活血、祛风通络的功效。它不是大补，而是温补，所以作为病后体虚之人的进补十分合适。再如"四君子汤"，以人参、白术、茯苓、炙甘草4味中药和肉一起炖汤，不热不燥、适度施力，符合"君子致中和"的古意。此方出自宋代官府编撰《太平惠民和剂局方》，是从东汉张仲景所著《伤寒论》中的"理中丸"转化而来，把原方中秉性燥烈的干姜换成性质平和的茯苓，由驱除大寒变成温补中气。又如针对现代人因吃精粮过多而导致的营养不均衡，又有杂粮"营养粥"，把薏苡仁、秫米、莲子、百合、赤豆、黑豆等按比例煮粥，具有健脾利水、补肾养血、美容养颜的功效。

红曲素面是由桐君堂和传统手工技艺新合素面联合打造的全新理念健康养生食品，养生与美味合二为一，为现代当下生活提供了一种更为健康和科学的养生方式。经过数十次反复试验，最终达到红曲和面粉配比的最佳比例，味道香而不腻，韧劲十足。

桐君堂红曲索面有红曲养胃消食、活血降脂的功效，又有索面劲道爽滑、口齿留香的美味。在2021年分别获得第三届浙江省十大药膳（点心）称号和第二届中华药膳烹饪大赛优秀奖，是全国索面里面最靓丽的一抹红，是面食世界里面的健康食材。

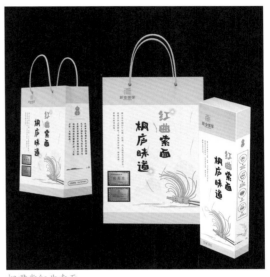

桐君堂红曲索面

4. 桐庐传统药业

桐庐当地药业之举不单单表现在培育丰富而优质的药材，

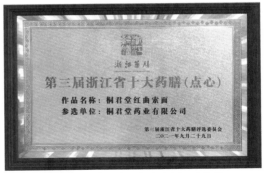

红曲索面荣获第三届浙江省十大药膳（点心）奖牌

一代又一代药农的采集和种植传统上，其行业经营也有迹可寻。当年富春人氏设立的"惠民药局"，店貌讲究，挂"道地药材"青龙匾标志，以示招徕；至清康熙二十二年（1683），改名为"桐庐药材会馆";民国二十九年（1940）更名为"寿全药店"，前店后堂，生意甚是红火；1949 年 5 月，桐庐全境解放，中药行业重获新生。1956 年，中药全行业公私合营，到 1960 年 6 月，成立为"桐庐县中西药公司"，1998 年 4 月更名为"桐庐县医药药材有限公司"。"桐君堂"商号与桐君一脉相承，并注册了"药祖桐君"牌商标，2023 年成立桐君谷生物医药（浙江）有限公司，注册"桐君谷"商标和商号，传承悠悠千载的桐君中药文化，不但保留了传统中药的炮制手法和生产工艺，如老药工手工切制、铜锅煎熬、传统蒸煮等，而且桐君堂中药饮片，也以其道地精选、品质卓越而广受褒扬。

为保护和扩大中药资源，桐庐县扶持发展了中药种植基地，如瑶琳镇鸡笼山种植基地、分水镇高联村种植基地、江南镇窄溪黄家村种植基地、合村乡三合村种植基地、横村镇凤联村黄精种植基地等，为道地药材供给提供了保障。

5. 桐庐历代名医

桐庐历代皆有名医。本书只对明朝分水（今浙江桐庐）吴嘉言和民国桐庐方游作较详细介绍，其余简单罗列于后。

吴嘉言（1507—1585），明朝分水（今浙江桐庐）人。他自幼天资聪颖，勤奋好学，深得父亲喜爱。他父亲也是当地一位非常有名的郎中，吴嘉言从小在父亲的指导下研读《黄帝内经》《胎胪药录》等古代医药经典，并进行了长期的实践、探索。年长后，他开始独自行医，足迹遍及分水城乡，治好了很多疑难杂症，在分水一带很有名气。

传说有一次吴嘉言出门行医，听到远处有哭声传来。他循声望去，只见一行人抬着一口新棺材，正从城门里出来，后面跟着一群痛哭流涕的人。人群走近，打听得知死者是一位产妇，因难产而死。这时，吴嘉言无意间发现路上有一行血迹，是从棺材的缝隙里淌出来的，而且血迹的颜色还很鲜艳，于是心中顿起疑惑：莫非棺材中的人未死？想到这，吴嘉言喊停了送葬队伍，走上前说："此人还有救。请马上开棺，救人要紧！"这时一个男子走上前，生气地说："人死不能复生，况且曝尸在外，晦气倒运，家门要不利的。不能开棺！"吴嘉言镇定地说："大家应该知道，人死了血脉就停止运行了，是不会流血的。你们看，此人还在流血，说明她并没有死啊！"这时走上来一位老婆婆，看样子是家里的长者，听说棺材里的人还有救，就同意开棺救人。于是，大家打开棺材盖，让吴嘉言救治。

吴嘉言先察看了产妇的瞳孔，又搭了她的脉搏，心里便有了底，对众人说："此人还有救！"随即从药箱里取出几枚银针，对她的头部和手脚施针。大家屏气凝神地看着吴嘉言抢救。过了好一阵子，只见产妇微微动了一下，还轻轻地透了口气。大家齐声

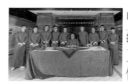
说："有救了，有救了，活过来啦！"接着，吴嘉言又给产妇服了
药。经过一系列的救治，产妇不仅从鬼门关走了回来，还顺利生
下了一个胖小子，母子平安。

吴嘉言一针救两命的故事，成为分水一带流传至今的传奇与
美谈。他"起死回生"的本领，一直从乡间传到了朝廷。于是，
朝廷征召他入宫，授以太医院吏目之职。吴嘉言来到太医院后，
有了比较多的可自由支配时间，于是，他更加潜心研究古代名医
的经典著作，尤其对《黄帝内经》钻研极深，深得内中真髓。此
时，他的医药知识和技术更加高超完善，几乎到了"得心应手，
药到病除"的妙境。他在总结前人经验和自己临床实践的基础

上，写下了《医学统宗》三卷、
《针灸原枢》二卷、《医经会元》
十三卷，为我国医药事业的发展
做出了贡献。

明万历四年（1576），朝廷
为表彰吴嘉言一门三代的卓越业
绩，在分水县城东门外建了一座
双柱一门的青石牌坊，上方镌刻
着"三世名医"4个大字。石牌
坊宽3米多、高6米多，二层飞

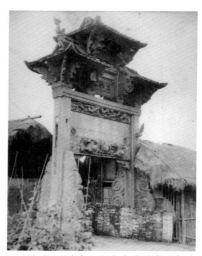

三世名医坊，选自王顺庆先生搜集的相关
资料

檐翘角，门柱前后有石雕立地护卫加固，工艺精湛古朴，高大壮观。吴嘉言的不朽业绩已被载入《中国人名大辞典》《中华医药大辞典》《中华针灸精粹》《万历严州府志》《光绪分水县志》《桐庐县志》等史册，永远光照后人。（吴嘉言材料参考王顺庆先生搜集的相关资料）

方游（1897—1963），字鸥舫，小名金润、阿稗，桐庐阜义乡（今属江南镇）石阜村人。民国六年（1917）考入河北保定医药专科学校，毕业后在北京协和医院见习两年，获医药硕士学位。学成归里，于民国十年（1921）在桐庐县城创办本县第一家西医院——桐江医院。民国十三年（1924），复与钱绳武在梅城开设长春医院，为建德最早创设之西医院。

民国十四年（1925），方游应在粤同乡之邀，投身戎列。民国十五年参加北伐。此后，他长期在国民党部队从事军医工作。曾任少校卫生队长、军医处中校科长、军医院上校院长、第五战区兵站总监部军监处长、国防部军医署医监顾问等职。抗日战争期间，方游曾多次冒险抢救、转运国共双方抗日伤员。方游从事军医工作20多年，任内清廉自奉，恪尽职守，屡获上司嘉奖。先后被授予防疫奖章、抗日纪念章、胜利勋章、忠勤勋章，鄂北抗日战役中记功一次。

1949年10月重庆解放，方游所在部队向人民解放军投诚，回

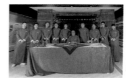

归桐庐故里石阜开医务诊所为民治病。曾几次为骨髓病患者、因蛇伤而肢体坏死者做截肢手术，又为一外伤患者做右上臂植皮手术，这是桐庐医疗史上的首例。他对穷人看病一般不收钱或少收钱，深得当地百姓赞许。1953年1月，临安专署调他去省立临安医院（专署医院）任内科主任医师。专署撤销后，调至临安人民医院工作。1963年病逝于家，享年67岁。

朱师曾，字成溪，桐庐人。精医术，疗人有奇效。明崇祯年间（1628—1644）官太医院吏目。建德邑庠生戴东升，年七十余，病伤寒，众医皆言不治。师曾视之曰："若先天甚足，固无患也。"药之，应手而瘥。其他治疗亦类此。

何烺，明时分水人。字光曙，幼业儒，后师事其外王父杨子琴学医，甚精。杭州祝氏子病剧，医者束手，最后延烺至，投药二剂而愈。尝以除日归，适世父、季父均病笃，烺诊之，一断以五日，一断以八日当不起，皆如所言。一日赴邻村视疾，庭下有人趋过，闻其声，语之曰："尔病甚殆。"其人愕然曰："我无病。"烺请诊之，曰："三日内将死，药石无及矣！"及期果然。晚年家居，就医者不辞，亦不计财。

陈彩，明时分水人。医理甚精，所治多效，不责报。兼工诗文，其裔孙涵亦有医名。

臧尚孝，明时分水人。初就吏，考满不愿仕，精医临证，里中称善人。有司标其名于旌善亭。

陈应选，明时分水人。家世业医，应选尤精其术。治辄验，不计酬，有司旌其门。叔文礼，弟应魁，子先春、仲春俱有医名。

陈锳，明时分水人。善医，尤精儿科。刻有《痘科要诀》行世。任青城县丞。

潘三相，分水人。医官。能以病活人不计利，与两兄共财产，情好甚笃。

陈元佑，明崇祯时人。孝敬，与人无争，精医，能活人不计酬。

孙理，桐庐坊郭人，明洪武间以医术授御医。

孙叔彰，桐庐坊郭人，明成化间由医生授医学训科。

袁廷用，桐庐坊郭人，明正德间，由医士授太医院吏目。

袁绅，桐庐坊郭人，由医士授府良医正。

戴廷贽，桐庐坊郭人，明正德间，授太医院冠带医士。

袁珰，桐庐坊郭人，由医士授北京太医院御医，进阶院判。

姚美，桐庐坊郭人，明天启间授太医院吏目。

俞汝彝，桐庐孝泉乡人，授周府良医。

骆烻，桐庐钟山乡人，明崇祯间授医学训科。

陈景潮，字小韩，分水人。清嘉庆庚辰（1820）岁贡，笃学嗜古，善诗词，制义秾郁。晚习岐黄，多活人。著有《循陔堂诗》

行世，《医学汇纂》二十卷。

方祖昌，字东山，清代桐庐人。为名儒，荫袭云骑尉。善琴，学通画理，所绘松鹰深得乃父传。而尤精于医，随证施治，应手力效。得力于"望"字为多，求治者来自数百里，户限为穿。邑侯萧文斌额赠"术契岐黄"四字。

何允辅，分水人，岁贡，秉性好义，晚年究心岐黄，全活甚众，而绝不计利，年逾七十犹心存济物，孜孜勿倦。

王兆森，字茗台，号梦坡，桐庐金牛乡金山庄人。富而好善，尤精医理，贫病之家受其惠者甚多。

另有：柴模，桐庐人，医学训科；王焘，桐庐人，医学训科。柯大章，桐庐人，医学训科；袁仁，桐庐坊郭人，医学训科；汪丹培，桐庐坊郭人，授医学训科；吴作贤，桐庐坊郭人，医学训科；罗希荣，桐庐钟山乡人，医学训科；张维善，桐庐钟山乡人，本县医学训科；徐秉钥，字瑞岐，桐庐水滨乡人，由监生任太医院御前医士。

（以上材料见明万历《严州府志》、清乾隆《分水县志》、民国《桐庐县志》）

王坤根（1945—　），桐庐县人。曾任浙江省中医药管理局局长和浙江省中医院院长。首届全国名中医，浙江省国医名师，第四、第五、第六批老中医药专家学术经验指导老师，国家中

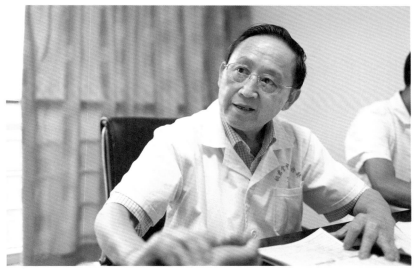

王坤根

医药管理局"十一五"重点学科"中医脾胃病学"学术带头人，"十二五"重点学科"治未病学"学术带头人，被誉为浙江省为数不多的在医、教、研、管各方面均有较高造诣的大家，更是当代桐庐籍最享盛誉的中医大家。精于从五脏、气血、阴阳调治杂病，临床尤重脾胃，提出了"脾胃后天，胃气为本；脾胃分治，升降为要；脾胃居中，能和五脏；治养结合，以养为主"等治疗、养护思路，并相应提炼出行气助运法、除湿运脾法、消食导滞法、补益中气法、滋阴降火法、清热化瘀法、祛邪扶正法等一系列治疗方法。

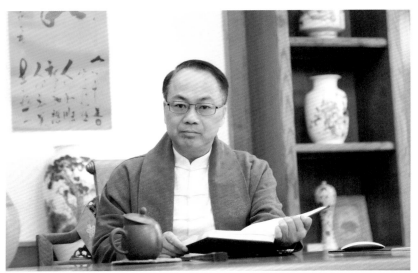

申屠银洪

6. 代表性传承人——申屠银洪

申屠银洪的祖祖辈辈都是桐庐本地人，自幼受父母长辈的影响，济人济世的药祖桐君成了他心中敬仰和崇拜的偶像。从业35年来，申屠银洪传承弘扬桐君老人"结庐采药，修制惠民"的遗风，坚守传统炮制工艺，热心公益事业，为推动中医药传统文化的传播和中医药产业的发展做出了重要贡献。

申屠银洪于1985年到宁波商业学校中药材专业学习，1987年7月毕业，到桐庐县医药公司工作。在方明川、王泉兴、傅关洪和王良春等著名老药工的口传身教下，能熟练鉴别500余种中药材的真伪优劣，掌握运用中药材芳香互克原理的传统贮藏方法。他走遍桐庐各地，熟悉中药材分布和种植情况，熟知中药材的采收季节、初始加工方式和质量判断标准，熟练掌握理、把、进刀、压刀等手法，丝、片、段、丁等切制工艺，洗润、炒炙、蒸煮以及九蒸九制等传统炮制工艺，在散剂加工、丹丸配制和膏方熬制等方面技艺精湛。尤其在红曲、六神曲和淡豆豉等发酵中药的配料、选菌、堆垛、翻动等关键工艺上练就了独特技艺，成为桐君中药炮制技艺最具典型性、代表性和影响力的核心人物，是中国中药协会中药发酵药物专委会发酵中药饮片技术专家组组长。

申屠银洪刻苦钻研中药炮制技术，在中药材真伪鉴别、基源鉴定和炮制过程控制等方面的研究有较深造诣，撰写发表《现代发酵技术在提高红曲饮片质量中的运用》，在国家级杂志《中草药》发表《经典名方旋覆代赭汤的指纹图谱及功效关联物质预测分析》和《基于指纹图谱和网络药理学对经典名方竹茹汤中葛根的质量标志物（Q-Marker）预测分析》，在《中国中药杂志》发表《经典名方旋覆代赭汤物质基准特征图谱及指标成分含量测定研究》等多篇论文；创新中药加工生产方式，累计获得国家发明专利和实用新型专利23项，是国家级教材《天然药物学》《全国中药规范炮制饮片图鉴》《中药炮制学》等出版物的参编人员，是人民卫生出版社全国高校教材《常用中药处方应付辑要》的编写专家。

申屠银洪获得了中国改革开放四十年·中医药文化传承贡献人物、"中华老字号杰出工匠"、"全国最美药师"，浙江省级非遗代表性传承人、浙江省级中药炮制技能大师、浙江省高技能领军人才、"浙江省最美执业药师"，杭州工匠、杭州市 C 类人才、杭州市劳动模范、杭州市"五一"劳动奖章、"杭州市首席技师"和"杭州市基层名中医（中药师）"，"桐庐工匠"、桐庐县杰出人才、

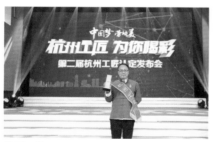
杭州工匠

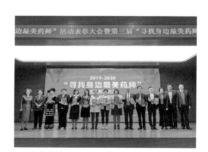
全国最美药师

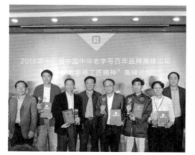
中华老字号杰出工匠

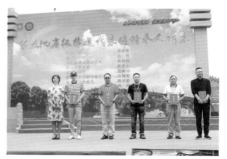
浙江省级非遗代表性传承人

申屠银洪所获部分荣誉

2023 品牌影响力·中医药守正传承榜样人物等荣誉；先后担任中国中药协会中药饮片专业委员会副会长、中国中药协会中药发酵药物专委会常务副会长兼发酵中药饮片技术专家组组长、世界中医药学会联合会中药房自动化产业分会副会长、中国非物质文化遗产保护协会中医药委员会委员，浙江省中医药学会理事、浙江省药品监督管理与产业发展研究会专家委员会专家、浙江省中药饮片产业协会副会长、浙江省老字号协会副会长、浙江省非物质文化遗产保护协会常务理事、浙江省非物质文化遗产保护协会传统医药委员会委员、浙产道地中药材生产技术手册的编委，杭州市中医药协会理事、杭州市民间中医药发展促进会副会长，桐庐县科学技术协会兼职副主席、桐庐县中药材产业协会会长、桐庐县劳模工匠协会副会长等行业协会职务；被浙江中医药大学、浙江商业职业技术学院、浙江广播电视大学等高等院校聘为辅导老师、客座教授和中药学专业特聘导师，是杭州市第一技师学院客座教授、杭州工匠学院教授、桐庐县职业技术学校客座教师。

申屠银洪带徒授艺，签订带徒协议，精心传授手工切制、手工炒制、九蒸九制、丹散丸药制作和手工制作六神曲等古法中药炮制工艺。

2016 年开办了传统中药炮制技艺培训班，申屠银洪创建古法炮制班并担任班主任，亲自传授中药炮制技艺。学员们通过不断

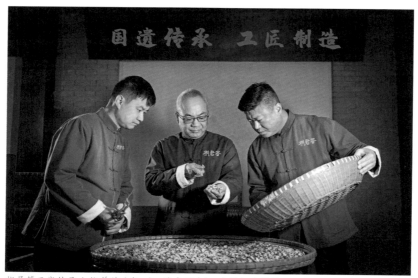

指导第五代传承人倪善林（左一）、吴志军（右一）辨识中药材

学习，不但初步掌握切、蒸、泡、炙和丸等古法炮制的精髓，更潜心领会了药祖桐君"悬壶为世人，良药济苍生"的精神，很好地传承了桐君传统中药文化。

申屠银洪成立申屠银洪中药炮制技能大师工作室，徒弟倪善林、汪玉军、王良春、吴志军、方正、胡剑霞、文波、郑炜、邱晓云、王纯等数十人，已经全面掌握传统中药炮制技艺，并致力于桐君传统中药文化的传承保护工作，成为传承桐君传统中药文化的骨干力量。倪善林、吴志军、方正、胡剑霞等被评为县级非遗代表性传承人。

申屠银洪与桐庐县职业技术学校共建园林专业（中药制作）班级，每年招收 40 名学生，申屠银洪及团队成员（倪善林、汪玉军、邱晓云、郑炜、王纯）为该校中药制作课程专业教师，定期于每周四为学生授课，系统教授传统中药文化；在浙江中医药大学中药学专业"远志班"不定期进行专题讲课，推动中药文化传播和人才培养。

从 1989 年起，申屠银洪组织举办华夏中药节、华夏药祖中医药养生旅游节、药祖桐君中医药文化节等节庆活动，进一步做好传承保护、弘扬发展桐君传统中药文化工作。2014 年起，举办每两年一届"桐君堂"杯中药材真伪鉴别全国大赛暨"桐君定三品"中药饮片展。该赛事已成为全国规模最大的品牌赛事，在国内中医药行业影响巨大，桐庐是中国中药协会授权的永久性落户基地，促进了全国中医药行业技术人员中药鉴别能力的提升和传统中医药文化的普及。通过展示各类饮片规格和各地道地药材，并进行中药古法炮制展演，为全国中药学人士提供专业学习、技能提升、学术交流的平台。

申屠银洪积极带队参加中国中华老字号精品博览会、第 79 届全国药品交易会、中国（宁波）健康养生产业博览会、中华中医药博览会和浙江省中医药博览会等相关传统中医药文化展示活动，展示桐君传统中药文化和炮制技艺。2018 年，为韩国庆熙大学外

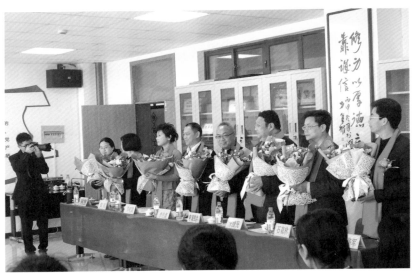

申屠银洪被浙江中医药大学特聘为校外辅导老师

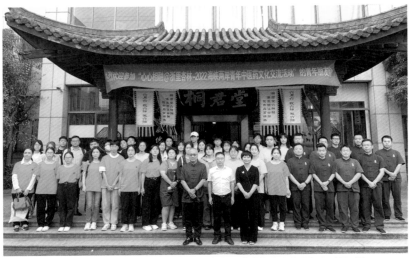

申屠银洪参加"心心相融@浙里杏林——2022海峡两岸青年中医药文化交流活动"

国友人进行中医药传统文化讲座；2022年8月，带领胡剑霞、吴志军、方正、王纯等徒弟参加在山东济南举行的第七届中国非物质文化遗产博览会；2022年9月，参加"心心相融@浙里杏林——2022海峡两岸青年中医药文化交流活动"，为世界各国和地区友人了解博大精深和优秀的祖国中医药文化作出了贡献。

申屠银洪为支持全县传统中药文化非遗馆和陈列室的建设，捐赠价值数百万元的个人藏品，并将数十件藏品向陈列所在企业无偿展出。其中，赠桐庐县非遗馆中药戥秤、中医古籍、中医脉枕等15件珍贵中医药物件价值超10万元；捐赠桐庐县桐君小学清代炒制锅一套和中药材标本，价值近10万元；捐赠桐庐县横村小学明代碾船一套和中药材标本，价值6万余元。

"非典"和"新冠"时期，申屠银洪组织员工加班加点，赶制抗疫中药，亲自把抗疫中药送到各医疗点和隔离点，为一线工作人员免费提供抗疫预防汤药、口罩、酒精等防疫用品，让约13万人次受益。国外疫情暴发后，将价值40余万元的灵芝孢子粉捐赠给浙江省中医药大学、"甘草医生"等发起的国际抗疫活动。

为宣扬桐君传统中药文化，申屠银洪开展了非遗"四进"（进校园、进工厂、进社区、进乡村）活动，宣讲传统中药文化。

为了更深入扩展传统中医药文化的影响力，申屠银洪先后举办新时期中药质量控制和战略合作高峰论坛，联手中国中药协会

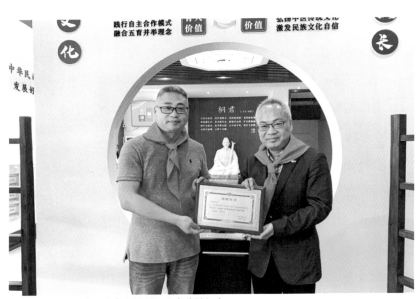

向桐庐县桐君小学捐赠清代炒制锅和中药材标本

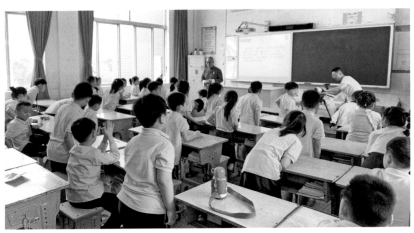

在桐庐县学府小学讲课

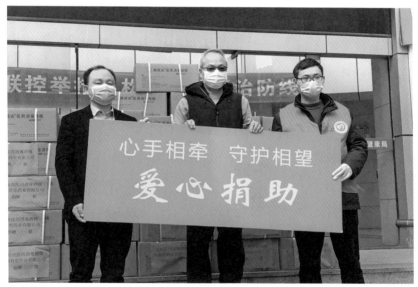

向桐庐县卫健委捐赠酒精等防疫用品

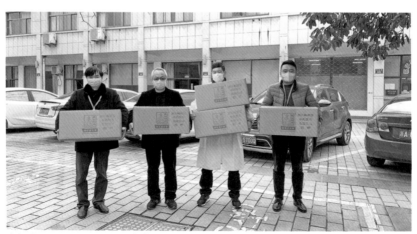

向桐庐县人民医院捐赠西洋参等防疫用品

发酵中药、质量与安全、中药饮片等专委会，与中检院（中国食品药品检定研究院）、杭州药检院（杭州市食品药品检验研究院）等成立六神曲和淡豆豉联合研究中心，注重抓好传统中药研发创新；举办"桐君传统中药文化"保护传承专题研讨会。其所创基地在 2019 年被浙江省中医药管理局推荐申报国家级中药炮制技术传承基地。2022 年 7 月，申屠银洪在民间传说农历六月初六天上六神会聚之日，创造性地首度挖掘六神曲非遗制作技艺的内蕴，举行了"六月六，敬六神，做六曲"活动，现场图文直播，阅读量超百万，影响深远。

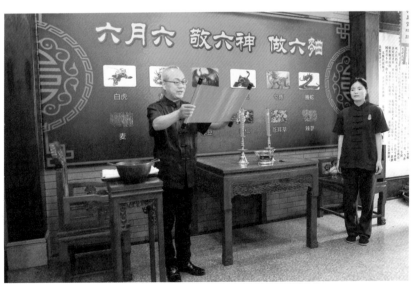

举办"六月六，敬六神，做六曲"活动

2012 年，申屠银洪创建面积 1200 平方米的桐君中医药文化博物馆，展示中医药古籍 1000 余册、中药标本 600 余种，全馆实物展品总计 10000 余件。每年吸引海内外游客 3 万人次左右，总接待人数超过 20 万人次。他还组织编辑五期《桐君堂中药》刊物，建造药祖桐君小广场，塑立药祖桐君铜像，建造占地 3000 平方米、种植 500 多种中药材的桐君百草园，并为传统中医药文化的传承保护建立了多个平台。

申屠银洪作为国家中医药管理局特聘的全国中药资源普查试点工作普查员，走遍全国各地，指导药农种植、养殖中药材，共建共享 60 多个中药种植养殖基地，面积达 100 万余亩，年产值约 5 亿元。其中，桐庐县 10 个中药种植养殖基地，面积达 1 万余亩，年产值 8000 余万元。2022 年 9 月，申屠银洪在分水镇保安村举行"匠心助农，产业共富"为主题的活动，为 16 个乡村的中药材种植进行辅导策划和布局，促进当地经济增收共同富裕。

申屠银洪积极组织开展研发和设计传统中药衍生产品。"桐君谷马上亚运中药香囊"在"葛洪丹谷"杯浙江省第三届香囊设计制作大赛中获得大奖，将非遗、中医药、香囊等元素文化和 2022 年杭州亚运会进行绝佳组合设计，使浓浓的中医药文化产品走进千家万户。

为献礼新中国 70 周年华诞，传承传统文化精髓，推动地域文

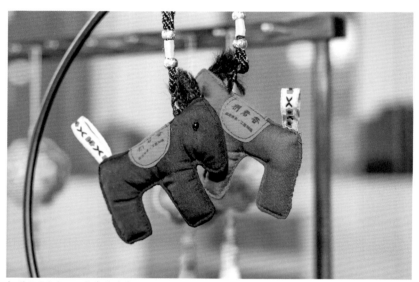

桐君谷"马上亚运"中药香囊

化发展，申屠银洪将楹联文化、药祖文化、诗词文化、中医文化、中药文化相结合，举办了以"生地熟地药祖圣地"为上联的面向全球的有奖征集下联和横批活动，将药祖圣地的桐君文化巧妙地展示在全球华人的面前，营造了良好的中医药文化氛围，对药祖中药文化和国学文化的传播起到了重要作用。

近年来，申屠银洪多次应约在中宣部"学习强国"平台和《中国中医药报》以及央视《本草中国》《百年桐君堂》等专题栏目宣传中医药传统文化。2022年1月1日起，省级媒体《每日商报》开辟"跟着申屠大师学百草"和"大师说非遗"栏目，系统介绍和普及中药知识，介绍和推广桐君传统中药文化，几百万读者因此受益。中央和省市县等媒体也多次采访报道桐君传统中药文化，为扩大桐君中药文化影响力起到了积极作用。

四、文化研究

桐君传统中药文化包含有桐君山历史遗迹、中药鼻祖桐君的传说、桐庐民间广泛悠久的中药采集、种植传统等方面。从古至今，不仅有大量典籍传承着桐君的学术思想和中药理论，亦有无数文人墨客在桐庐以及桐君山留下美篇佳句。

四、文化研究

[壹] 传承桐君学术思想和中药理论的重要典籍

《桐君采药录》虽然失传，但桐君的学术思想和中药理论，通过各种途径得以传承传播，特别是在许多医药古籍中保存有诸多内容。如三国时吴普的《吴普本草》、南北朝时陶弘景的《本草经集注》、唐朝苏敬的《新修本草》、王焘的《外台秘要》、宋代唐慎微的《经史证类备急本草》、明代朱橚等编撰的《普济方》、刘文泰的《本草品汇精要》、李时珍的《本草纲目》、清代张璐的《本经逢源》等，也有日本等国外医书评价桐君成就或引录相关内容的。这里择要对相关医学典籍进行简介。

1.《吴普本草》

《吴普本草》又称《吴氏本草》，是古代中药学著作，共6卷，约撰于公元3世纪。作者为三国时魏国吴普，华佗弟子。全书记载药物441种，讨论药性寒温、五味、良毒，最为详悉。《嘉祐本草》所引书传记载："《吴氏本草》，魏广陵吴普撰。修《神农本草》，成四百四十一种。《唐·经籍志》尚存六卷，今广内不复有，惟诸子书多见引录。"

《吴普本草》说药性寒温、五味，最为详悉。其说药性，集录诸家学术，是魏以前药性研究的集大成者。书中所记药效，注重临床实际，较少神仙方士之说。此书约佚散于北宋。《本草纲目》卷一载："吴氏本草，其书分记神农、黄帝、岐伯、桐君、雷公、扁鹊、华陀、弟子李氏，所说性味甚详，今亦失传。"

后代有不少书引述了《吴普本草》的内容，如南北朝时期贾思勰的《齐民要术》，唐代官修《艺文类聚》、《唐书·艺文志》等，宋初所修《太平御览》以及此后的《嘉祐本草》等，仍收载摘引《吴普本草》较多的条文，而《宋史·艺文志》及《崇文总目》已不见其书目，当已佚。清朝焦循1793年辑《吴氏本草》，载药168种。孙星衍等所辑《神农本草经》中，也收录有此书内容，散附于各药条下。尚志钧1961年辑《吴普本草》，得药200余种，仿《本草经集注》分类法，有较详明的考据。

在《吴普本草》中，有41条引用了《桐君采药录》的内容。

2.《小品方》

《小品方》又名《经方小品》，共十二卷。约撰于公元454—473年，作者是东晋陈延之。

《小品方》比较重视对伤寒、天行温疫等传染性热病的论治，提出用茅根汤、葛根橘皮汤治天行温疫，这中间已提出后世温病学派的养阴生津、清热解毒等治疗原则。该书对妇产科也比较重视，论述了养胎、胎动不安、子痛、逆产、产后胞衣不下、恶阻、去胎等方法。对一些内科疾病如瘿病（地方性甲状腺肿）、脚气病等也有比较深入的认识。该书记述的治疗方法也较全面，除内服方外，还有灸、熨、割、烙、涂、浴、摩、熏等外治法。在急救方面记载了金疮、跌打损伤、烧伤烫伤、虫兽咬伤、溺水以及食物中毒、药物中毒等急救方法。

本书早已佚失，其佚文散见于《外台秘要》《医心方》中。日本发现有《经方小品》残卷。今人据之辑出《小品方辑校》本。

《小品方》有引录《桐君采药录》相关内容。

3.《本草经集注》

《本草经集注》是南朝梁陶弘景编著的古代医学著作。全书共 7 卷，载药 730 种。他首创按药物的自然属性和治疗属性分类的新方法，把 700 多种药分为玉石、草木、虫兽、果、菜、米食、有名未用 7 类。这种分类方法后来成了我国古代药物分类的标准方法，在以后的 1000 多年间一直被沿用。同时，书中对药物的产地、采集时间，以及炮制、用量、服法、药品真伪等与疗效的关系，均有所论述。考订了古今用药的度量衡，规定了汤、酒、膏、丸的制作规范，初步确立了综合性本草著作的编写模式等。

陶弘景（456—536），字通明，自号华阳隐居，谥贞白先生，丹阳秣陵（今江苏南京）人。道教思想家、医学家。他认为《本经》(即《神农本草经》)存在"或三品混揉，冷热交错，草石不分，虫兽无辨，且所主治，互有得失，医家不能备见"等问题，于是进行整理、注解。又从《名医别录》中选取365种药与《本经》合编，用红、黑二色分别写《本经》与《别录》的内容，名之为《本草经集注》。

《本草经集注》原书已佚，现仅存有敦煌石室所藏的残本。但原书中的主要内容，还可从《证类本草》和《本草纲目》之中见到。本书问世后产生了很大的影响，唐代的《新修本草》就是在此书基础上补充修订而成的。

《本草经集注》中介绍有《桐君采药录》的内容，说其花、叶、形、色。而书中药物的产地和采集时间，是《桐君采药录》的重要内容。

4.《新修本草》

《新修本草》由苏敬于唐显庆二至四年（657—659）主持编纂，李勣等二十二人修定，世称《唐本草》。这是世界上第一部由国家政府颁布的药学专著，被认为是世界上最早出现的药典，比著名的《欧洲纽伦堡药典》要早800多年。

《新修本草》有本草20卷，目录1卷，又有药图25卷，图经7卷，计53卷。载药844种，比《本草经集注》增加114种。所增加的药物中，有一部分外来药品。书中还有世界医学史上最早的补牙文献记载。

《新修本草》在编写中做到"上禀神规，下询众议"，收集的资料范围比较广泛，对药物的功用详细探讨，多方考订，从而减少了辗转抄录导致的错漏，具有较强的学术性。书中图文对照，便于学者学习。这种编写方法，开创了药学著作编写的先例，所以唐朝政府规定为学医者必读之书。它对我国药学的发展起有推动作用，流传达 300 年之久，直到宋代的《开宝本草》问世后才代替了它在医药界的位置。此书对日本医药事业也影响深远。

原著已不全，现仅有本草部分残卷的影印本。但原书的主要内容还可从《证类本草》《本草纲目》中见到。现有复辑本《唐·新修本草》问世。

《新修本草》的现存条文中，有 5 条引用了《桐君采药录》的内容。

5.《嘉祐本草》

《嘉祐本草》是《嘉祐补注神农本草》的简称，是《开宝本草》的修订本，开始校修于嘉祐二年（1057）校正医书局成立之初，主要参与者有太常少卿直集贤院掌禹锡，职方员外郎秘阁校理林亿，殿中丞秘阁校理张洞，殿中丞馆阁校理苏颂，医官秦宗右、朱有章，太子中舍陈检等，最后由光禄寺丞高保衡负责审校。于嘉祐五年（1060）八月完成。

《嘉祐本草》20 卷，目录 1 卷，收载药物 1082 种，其中新补82 种，新定 17 种。在编纂过程中，掌禹锡等参考了大量文献资料，引文涉及书籍达 50 余种，大大超过了《开宝本草》。除继承《开宝本草》旧有体例外，掌禹锡等把自家从历代文献中摘录补入该书者标为"新补"，把民间采集到的新药物标为"新定"，由掌禹锡等自家注说的内容则冠之以"臣禹锡等谨按"。《嘉祐本草》新增内容多为《开宝本草》的遗漏部分或历代本草编修中对某些问题的讨论，而缺少药性理论方面的阐发，这与校正医书局以校勘补遗为宗旨的原则是一致的。

《嘉祐本草》在各药物项内根据《吴普本草》转引了部分《桐君采药录》的佚文。

6.《普济方》

《普济方》系明初编修的一部大型医学方书，是中国历史上最大的方剂书籍，共 168 卷，载方达 61739 首。编次条理清晰，内容十分丰富。自古经方，本书最为完备。资料除取之历代方书外，还兼收史传、杂说、道藏、佛典中的有关内容。

本书刊于 15 世纪初，为明代植物学家朱橚、滕硕、刘醇等编著。朱橚（1360—1425），明太祖朱元璋第五子，封周王，死后谥定，所以称"周定王"。书中广泛辑集明以前的医籍和其他有关著作分类整理而成。原书今仅存残本，清初编《四库全书》时将本书改编为 426 卷。其中有方脉总论、运气、脏腑（包括脏象及脏腑诸病候）、身形（包括头、面、耳等部位所属及身形诸病）、诸疾（包括伤寒、杂病、疮疡、外科、骨科以及各种治法）、妇人（包括妇科、产科）、婴儿、针灸、本草等共 100 余门。对于所述病证均有论有方，资料非常宏富。所涉范围广泛，叙述系统完善。现存永乐等明刻本及 1949 年后排印本。

《普济方》中指出，桐君深达药性，对后世有重要影响。

7.《本草纲目》

《本草纲目》是由明朝医药学家李时珍历时 27 年编成，对本草学进行了全面的整理总结。

《本草纲目》全书共 52 卷，载有药物 1892 种，其中载有新药374 种，收集药方 11096 个，书中还绘制了 1160 幅精美的插图，约 190 万字，分为 16 部、60 类。每种药物分列释名、集解、正误、修治、气味、主治、发明、附方等项。

它的成就，首先是在药物分类上改变了原有上、中、下三品分类法，采取了"析族区类，振纲分目"的科学分类，将药物分为矿物药、植物药、动物药，是对 16 世纪以前中医药学的系统总结。在文字、历史、地理、植物、动物、矿物、冶金等方面也有突出成就。

《本草纲目》不仅是我国医药宝库中的一份珍贵遗产，也是一部具有世界性影响的博物学著作。本书 17 世纪末即传播全世界，有韩、日、英、法、德等多种文字的全译本或节译本，对世界自然科学领域也有举世公认的卓越贡献。被国外学者誉为"东方药学巨典"，对人类近代科学以及医学方面有巨大影响。

《本草纲目》中介绍了《桐君采药录》，并在 46 种药物条目中引用了相关内容。

[贰] 专家学者评述

1. "桐君黄帝之时大医学家，众称药祖。"——林乾良

林乾良（1932—　），男，浙江中医药大学教授、中药学专家、书法篆刻专家、中国书法家协会会员、西泠印社资深社员。任浙江甲骨文学会副会长、浙江省篆刻创作委员会顾问、龙渊印社及美国金石社名誉社长等职。

2. 桐君山题字"本草求真"——二〇二一年八月于北京　陈可冀

陈可冀（1930—　），男，教授，博士研究生导师，中国科学院院士，第二届国医大师。著名中西医结合内科、心脑血管科专家，享受国务院政府特殊津贴。现任中国中医科学院首席研究员，中国中医科学院心血管研究所名誉所长，中国医师协会中西医结合医师分会会长，北京大学医学部兼职教授，世界中医药学会联合会高级专家顾问委员会主席。第七、八、九届全国政协

委员。

3."数千年前有无名药人栖此山桐树下，为民采药疗疾，民传千古，尊称为药祖桐君，真人足迹，千秋神在。今桐庐县府为之建博物馆，盛世也，民意也。桐君，中医药人之典范，传承义深，永垂今效也。"——八十九岁医翁刘敏如书，辛丑年农历五月夏至

刘敏如（1933—　），女，成都中医药大学教授、博士研究生导师，第二届国医大师，中国中医科学院学部委员，全国中医药杰出贡献奖获得者，中华中医药学会中医妇科专业委员会荣誉主委，世界中医药联合会养生专业委员会终生荣誉会长等。

4."药祖桐君故里，本草先驱圣地。"——辛丑夏日张大宁书

张大宁（1944—　），男，主任医师、教授、博士研究生导师，第二届国医大师，天津市中医药研究院名誉院长，著名中医肾病学家，中央文史馆馆员。曾任农工党中央副主席、天津市政协副主席，天津市中医药研究院院长。

5."君以桐名山以君名，功比神农泽及万民。"——辛丑夏刘祖贻撰书

刘祖贻（1937—　），男，主任医师、研究员，第二届国医大师。曾任湖南省中医药研究院院长、国家新药评审委员会委员、国家中医药管理局专家咨询委员会委员等职，为第八届全国人大代表。国家首批、第六批老中医药专家学术经验继承工作指导老

师，湖南省防治"非典"中医专家组组长，荣获"首届中医药传承特别贡献奖"。

6."药道致诚，本草垂范。"——为纪念桐君金世元题

金世元（1926—　），男，主任中药师、教授，全国老中医药专家学术经验继承工作指导老师，第二届国医大师，中国中医科学院学部委员。曾任中华全国中医学会中药学会副主任委员，中国药学会中药和天然药物专业委员会委员，北京中医学会常务理事，中药专业委员会主任委员，北京市新药审评委员会委员，《中华本草》编委等职。

7."桐君山，药祖地。"——葛琳仪辛丑年夏月

葛琳仪（1933—　），女，主任中医师、教授，第三届国医大师，国务院特殊津贴专家，全国老中医药专家学术经验继承指导老师，浙江省首批国医名师，浙江省首届"医师终身荣誉"获得者。曾任浙江省中医院院长、浙江中医学院（现浙江中医药大学）院长、浙江省名中医研究院院长、浙江省中医药学会副会长等职。

8."桐下结草庐，丹灶闻药香。"——二零二一年冬薛伯寿为桐君山书

薛伯寿（1936—　），男，主任医师、教授、博士研究生导师，第三届国医大师。全国老中医药专家学术经验继承工作指导

老师，首都国医名师，国家级有突出贡献的中医专家，全国医德标兵。任国际中西药学会副会长，中国中医研究院专家委员会委员。荣获"首届中医药传承特别贡献奖"。

9."药辨草木性味，方论君臣佐使。"——连建伟书

连建伟（1951— ），主任医师、教授、博士研究生导师，国家级名老中医。原浙江中医药大学副校长，现任中华中医药学会方剂学分会名誉主任委员。第七、八届浙江省政协常委，第十、十一届全国政协委员。第三、四、五、六批"全国老中医药专家学术经验继承工作指导老师"，浙江省首批"国医名师"。

[叁]有关桐君及桐君山的专著简介

1.《桐君·桐君山》

《桐君·桐君山》是桐庐县文史资料汇编，为配合首届"华夏中药节"和"特色旅游活动周"的举办，由桐庐县政协办公室于1989年编印。

本汇编收集了十多篇有关桐君和桐君山的研究文章。有关于桐君的历史考证，有桐君祠堂的古今溯源，有桐君阁药厂从寻祖到朝宗的传奇经历，有桐君山题名摩崖的考据，也有与桐君山密切相关的张久可的佳话等。文后还有桐君山古诗辑录。

1987年，92岁高龄的中科院学部委员、中医专家叶桔泉，题写"中药鼻祖"，从学术角度确定了桐君在中药学上的突出贡献和

地位。

2.《桐君传奇》

《桐君传奇》是一部长篇历史小说，叙写了"华夏中药鼻祖——桐君"曲折离奇的故事，赞颂真、善、美的传统文化美德。由宁波出版社于 2001 年出版。

《桐君传奇》把桐君的情怀、桐君的医德、桐君的精神与富春江两岸秀丽的山水风光及人文景观融为一体，热情讴歌了桐庐的山美、水美、人美，再现了桐庐先祖的生活风貌。

全书情节生动，语言朴实，文笔流畅，融知识性、趣味性、可读性于一体。

作者张能竟先生是中国微型小说学会会员、杭州市作家协会会员、桐庐县作家协会会员，曾在鲁迅文学院深造，时有作品见诸省内外的报刊杂志；曾先后与人合作出版有《富春山水诗选》等著作，个人出版有散文、小说集《蓝天白云》《黄公望传》等。

3.《桐君山》

《桐君山》是"钱塘江丛书"之一，魏一媚编著，由杭州出版社于 2014 年出版。本书从桐君山的历史风貌入手，写了药祖桐君的传说，介绍了桐君山的名胜古迹，拾取了桐君山的民间逸闻，列举了桐君山的历代名人，摘录了与桐君山有关的古今诗文，介绍了桐庐的新变化和桐君山的旅游资源。

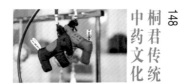

4.《桐君山诗文选》

《桐君山诗文选》由李龙和谢云峰主编，由北京日报出版社于2020 年出版。

桐君山在桐庐人乡念中地位独特，无可替代，桐庐县 2018 年被授予"中国诗歌之乡"称号，是浙江省最早获此殊荣的县，诗词文化已经成为桐庐三大地方文化之一，深入人心。虽然历史上曾有过《桐君山志》，惜未有流传。为弥补没有一本专门以桐君山为主题的诗文集流传的缺憾，编者着手此项工作。

本书所选涉及到 150 位历代诗文家的 196 首诗词和 10 篇文章，全部围绕桐君山，有明确的桐君山元素指向性，为钱塘江诗路文化建设以及研究桐君和桐君山，提供了较为完整的诗文资料。

附录

[壹] 美文选粹

桐庐县桐君祠记

［宋］　楼钥

荆州多荆，蓟州多蓟，豫章以木氏都，酸枣以枣名邦。兹邑以一桐之大，垂盖如庐，古有隐者采药求道于此，或问其姓，则指桐以示之，人因称为桐君。故桐江、桐溪、桐岘皆以此得名。既以为县，又因以名郡焉。大溪澄澈横其前，又一溪出天目至此而会，一山岿然耸于溪之东，林樾秀润，号小金山，上有祠宇、肖君之像，盖一方之绝境也。

新婺州贰车詹君议民以书来曰，家本严陵郡中，慕桐君之高风，来寓邑下。念古祠之芜废，思有以兴起之，未能也。邑尉赵君某公余为一新之，士民称美。思有以登载传后，求记于余。

昔未冠时，尝侍亲过其下。虽甚爱山川清淑，曾不能登嵼巇，以致一觞之荐，徒诵庐公赞元《招仙》之词而去之，至今犹属梦境也。

夫所谓隐者，正欲逃名于世。严之高士有三人焉：子陵隐于汉，风节最高，而其名终不可泯；方干隐于唐，又以诗显；桐君不知为何人也，身既隐而姓氏竟不传，其殆最优乎？

余既喜詹、赵二君之好事，有契夙心，因并书之，俾刻焉。

《桐庐县志》序

[清] 梁浩然

志之有裨于治理也，綦重矣。在天下有《一统志》，在郡县有郡县志，编年纪事，遐览广搜，共彰王会之盛。不独山川形胜，钱谷食货，与诸已往之迹，悉载靡遗。直欲以兴人才、正风俗、敦教化，以励忠孝，扶植节义，以感发人心，挽回气运，诚匪细故也。今天子神圣，仁育海甸，因监古定制，集四方舆图，汇为《一统志》。余备员郡守，仰承巨典，竟日搜讨，丙夜焚膏，郡志幸以告竣。而邑志则分檄各属，余董厥成功焉。

严陵属县有六，桐邑控吴越上游，徽、宁、闽、广往来者，皆道兹邑，实称冲要之区。盖古有异人，结庐桐树下，问其姓名，指桐以示。因号其人曰桐君，山曰桐山，江曰桐江，而邑亦因以名焉。余尝溯江上下，击汰中流，览山川之环秀，挹子陵之高风，心窃向往之。今马令当修志之任，与绅士辈芟繁就简，编辑告成。余披读之，因语之曰，采风型俗者，朝廷之盛举；而因文思义，循名责实者，司牧之职也。建制沿革因时而制，其宜山川形胜，因地而奠其居。故观民风土俗，则思何以去漓返朴，追踪怀葛；学校科贡，则思何以械朴作人，菁莪载赓；观政绩德望，则思何以是则是效，景行仰止；观户口食货，则思何以家给人足，登于富庶；观鳏寡孤独，则思何以哀矜赈恤，惠极无告。

是则斯志也，上有以昭圣代舆图之盛，下有以启人心感发之机，今日文献，后日政事，皆于是乎资。其有裨于治理，岂小补哉？遂援笔而弁其端。

桐君山记

[清] 高鹏年

桐君山在县治江口，昔有异人采药结庐于此。人问，指桐为姓，山于是乎名，县亦从而名之，由来久矣。

光绪八年壬午之冬，余选授桐庐县学教谕。抵任后，偕二三同志往游焉。扁舟渡横港，登岸徒步而上，历三百余级，盘旋曲折达于巅。一路松竹成林，苔藓铺地；鸣禽上下，如奏笙簧。有石坊曰"古小金山"，即桐君山也。

入庙则桐君当门坐，笑容可掬，一若旧识者然，岂余前身一此间长老耶？旁有楹联，语甚隽，句云："大药几时成，漫拨炉中丹火；先生何处去，试询松下仙童。"为里人孝廉叶君庆澍题。一再诵之，将令人作出世想矣。徘徊良久，住僧导观石塔，巍然矗立，上插云霄，相传不知始自何代，俗呼"桐君塔"云尔。僧复延坐禅堂，煮茗饷客。茶话间，道：自兵燹以来，仅存瓦砾，其师号朗峰者，经历年捐募，始复旧观，旋化去。僧又踵成之。呜呼！天下事，成败兴废全赖乎人，彼学问之道，亦如是而已矣。

凭窗四顾，俯视桐江，双溪合流。往来帆樯高下，迅如奔电。遥望富春钓台，或隐或现，约略可睹，诚大观也。窃思县治以钓台而重，子陵亮节清风，千秋不坠，他若唐之方干，宋之滕岑，明之徐舫，类皆立品清洁，足以励俗而风世者。凡在士林，宜何如媲美前徽，争自濯磨，相高气节，勿囿于庸耳俗目间，则司铎之幸也。

余甫下车，愧无以表率儒林，而所期于学校中者，先在乎是。然则斯游也，道其有通于学问乎，余窃因之而重有感焉。夫古今来骚人逸士，登临凭眺乎是山者，不知几千万辈矣。至今江流依然，山形如故，独人迹杳渺，其不可知，似共大江波涛，滔滔一去而不之返，岂不可太息乎哉！余考县志所载，钓台有记，城隍庙有记，而桐君山乃县之所以得名者，独缺焉而未备。天或预知百余年后有余而来一游乎？时住僧适以记请，爰自识来游岁月，并山以采药得名之故，而笔其大略，以质后之来游者。是为记。

[贰] 历代诗文选

题方干旧隐

[宋] 杨翱

云山旦暮奇，筑隐世希续。脱略浮官心，蝉联先祖躅。

门横严子濑，壁纪桐君篆。应笑泛轻舠，日为官牒束。

新定道中寄桐庐关太守三首（其三）

[宋] 张方平

帆挂桐君山，橹入富春渚。寒风荡江波，烟雨迷汀树。

煮茶论药经，挑灯数棋路。全胜谢惠连，独望新安去。

（自注：同行者蜀僧吉善医，茂材龚君美好弈。谢守赴新安，过富

春渚有诗。）

同年李郎中以诗见寄仍许见过次韵和答

[宋] 张伯玉

新定溪山国，病怀忻所依。桐君谈药妙，严濑得鱼肥。

吏退钞书谱，朋来典道衣。轩车如顾我，春酒上苔矶。

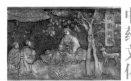

舟过严陵滩将谒祠登台舟人夜解及明已远至桐庐望桐君山寺缥缈可爱遂以小舟游之二绝（其二）

［宋］苏辙

严公钓濑不容看，犹喜桐君有故山。

多病未须寻药录，从今学取衲僧闲。

觉度寺

［宋］李纲

夕发富春渚，朝次桐君庐。桐君采药地，今作僧家居。

石磴上窈窕，林荫下扶疏。山根二江合，清波见游鱼。

霜晴响钟磬，日落归樵渔。客从何方来，弭棹聊踟蹰。

清景难久驻，怅然还问途。

仲夏书事十首（其一）

［宋］方回

细酌浮菖酒，闲吟树蕙文。卖符羞米贼，采药按桐君。

壬日近海溽，午风生草薰。湖航三纪梦，荷盖石榴裙。

过桐君山

［元］萨都剌

桐山峨峨桐水清，仙人不住芙蓉城。

山头笑指梧桐树，至今山水俱得名。

丹光照夜层峦赤，踏浪神鱼夜飞出。

碧桃花下觅神仙，白日山中遇樵客。

江深谷响山有灵，东山人唤西山应。

渔人误入水帘洞，石雀倒挂丹崖藤。

祠荒路断行人少，石上春风长瑶草。

月明黄鹤飞渡江，仙人一去梧桐老。

桐君

［元］徐舫

古昔有仙君，结庐憩桐木。问姓即指桐，采药秘仙箓。

黄唐盛礼乐，曷去遁空谷。接迹许由俦，旷志狎麋鹿。

槲叶为制衣，松苓聊自服。山中谅不死，时有飞来鹄。

余欲访仙晴，云深不可躅。

桐君山

[元] 徐舫

晓上桐君宿雾收，岚光苍翠恣夷犹。

丹炉秘诀归仙子，清景吟怀属士流。

七里滩横孤棹影，三山钟响五更头。

古来潇洒称名郡，莫把繁华数汴州。

桐君山重植双桐作

[元] 李文

仙人结庐山之巅，指桐为姓凡几年。

春风采药满筐箧，丹炉贮火生云烟。

年深炉坏桐亦朽，丹经药录知何有。

尘世纷纷屡变更，仙踪沦没复谁究。

孤塔凌云草莽间，至今传是古桐山。

蒙蒙朝雾散华雨，霭霭春山浮翠鬟。

往来过客览形胜，神交日寓动清兴。

后之好事植双桐，唤起山灵如梦应。

始信辽东丁令威，仙游化鹤千齿归。

一朝兴废岂天意，千古运用由仙机。

桐兮桐兮雨露滋，苍翠拳拳生孙枝。

朝阳鸣凰洵可至，结巢栖息当其时。

桐君山

[元] 俞颐轩

潇洒桐庐郡，江山景物妍。问君君不语，指木是何年。

题合江亭

[明] 李恭

一丝风下碧云天，亭上窗开霄色鲜。

严子钓台青树里，桐君丹灶白云边。

千家画栋前朝屋，百里清江过客船。

潇洒桐庐几兴废，野花山鸟自年年。

桐君山

[明] 邵万

桐君之山何许高，山不在高仙则名。

忆昔桐封仙灶深，仙人一去山冥冥。

两江回合秀可挹，千家万家龙作城。

岂无嵯峨插云际，岂无刻削临沧溟。

即使游人挟心赏，不关风气终顽形。

我昔谈经山上亭，亭空百虑殊惺惺。

苔青草绿自春色，钟声鸟语如叮咛。

前贤汇征得无自，西来天目钟声灵。

因知此山非浪存，可令环胜无藩屏。

卓哉李侯百度贞，崇祠翼翼高齐扃。

虽不辉煌耀仙录，实多瞻仰垂仪型。

幸际台垣启昌运，朝阳不拟流芳馨。

桐君山凤鸣高阁诗

［明］徐裕善

吴山名绝境，此更境之奇。覆釜环江左，连珠带凤仪。

岚光浮翡翠，黛色蔼芳苏。攒簇邻星斗，依稀等翠微。

松苓涵夜彩，石髓散琼飞。丹灶来仙古，文峰借塔移。

祠开崇哲祀，堂构集贤居。亭居江天胜，鲸传作息时。

一方诚倚重，百里赖纲维。望道川流近，观风钓石巍。

两间呈万象，四顾喜咸熙。伟矣桐江令，渊哉灵社思。

经纶非近迹，规画实鸿基。遗爱君山上，流风越水湄。

山高流不息，世仰亦如之。

春日过桐庐晤张无近

[清] 周茂源

离情犹忆蓟门花，邂逅津楼感鬓华。

绣岭春深红乐润，晴江涨后白鸠斜。

迟迟挂笭看朝爽，历历挥弦对晚霞。

为问桐君仙宇近，玉潭几处满丹砂。

忆桐江旧游

[明] 许正蒙

轻舟何摇摇，来自青溪曲。层崖落叶翠，新波甚空绿。

我家浙水东，一川接天目。对此颇相似，殊令幽思足。

将携素心人，共著桐君录。

桐庐道中

［清］王摅

钓矶才下子陵台，又到桐君药灶来。

夹岸花明乌榜过，当窗鸟语翠屏开。

顿令身世忘漂梗，只合江山对举杯。

归向人夸无别事，舟行看尽锦峰回。

桐江

［清］鲁国维

水涨大江深，孤舟伤客心。潮声转天地，山色变晴阴。

滩急寒沙卷，帆悬暮雨侵。桐君闻采药，何处可追寻。

题桐君祠二首

［清］邓汉仪

其一

何年栖影此高山，寂寂孤桐兴自闲。

漫说狂奴垂钓隐，尚留姓氏落人间。

其二

丹成何必姓名传，千古遗风在眼前。

此景不教尘外赏，孤山梅隐有遗仙。

桐君山

[清]吴文纬

青山何处访桐君，鸾鹤声遥若可闻。

西指双台云气合，东回二水海潮分。

钟声送客非凡响，药草逢春放异芬。

绝好登临纵怀抱，江天如画已斜曛。

桐君山

[清]柴文灏

突兀起江皋，何年五丁凿？下有冯夷宫，上有仙伯墺。

云开塔光明，波定松影倒。万竹苍山腰，摵摵风中纛。

屈蟠修蛇径，森霏练丹灶。采药僧未归，落叶猿自扫。

俯瞰丹崖浮，聊寄苏门傲。

桐君庙

［清］蒋在楠

十里榅溪翠潋平，仙人祠宇傍高城。

山中采药空留姓，江上停舟莫问名。

细草春香禅院静，疏桐秋老石坛明。

只今庙并双台立，应与先生一样清。

桐庐舟次口占四绝是日为余六十开一生辰兼柬沈磐谷（其三）

［清］谢启昆

晚年哀绪不堪论，怕触丝桐忆彩云。

贻我延龄丹五色，定须访道问桐君。

过桐庐用康乐富春渚韵

［清］秦瀛

乘潮涉春渚，杳霭近山郭。曙色互阴晴，日景穿林薄。

迅湍急奔崩，苍翠隐回错。遥闻捣药禽，桐君有丹壑。

遁世乐无闷，栖岩得所托。平生劳仕宦，任重苦力弱。

已遂归田请，未果入山诺。复与亲爱辞，齿发早衰落。

雄飞匪云羡，吾道甘屈蠖。

桐庐

〔清〕秦瀛

早发富阳县，日夕礼桐君。桐君不可见，惟见桐庐云。

樵客锄松响，仙禽捣药闻。严光钓渚在，高卧看星文。

严陵道中三首（其二）

〔清〕翁心存

苕苕万朵碧芙蓉，一朵芙蓉影一重。

百道飞泉新雨沁，千盘危磴古苔封。

云光映水天然媚，山色深春分外浓。

欲访桐君丹灶室，依稀犹在最高峰。

严子陵钓台六首（其五）

[清] 许正绶

谁练补天石，绝壁造双台。江流奔日夜，奔不受风隤。

真宰难上诉，人杰地灵开。想其栖隐日，森然万象该。

橘叟弈棋去，桐君采药来。下有胥种潮，到此便急回。

桐君采药

[清] 方骥才

樵人拾箭迓山翁，问姓无言但指桐。

山势盘盘鸾隼集，炉烟寂寂菌芝空。

方书应授赤松子，余技漫传黄石公。

药录倘存笺注待，飒然祠宇傍青枫。

合江亭

[清] 方毓瑞

滚滚江流碧映天，风亭闲望水容鲜。

湍明素练萦窗外，山送清辉到槛边。

折柳时时闻短笛，凭栏一一数归船。

穿云欲采桐君药，瑶草芝英可驻年。

君山怀古

［清］江肇堘

路出林梢迥，门含海色秋。瘿槐高覆殿，颓塔近支楼。
世外无丹灶，人间有白头。道旁寻石刻，仙迹几行留。

酒后书桐君祠西壁四首（其三）

［清］袁昶

采药仙翁去不还，犹留药录在人间。
夜分一道澄江月，瞥见洞门迟上关。

桐君山

［清］高鹏年

采药高风在，神仙一去遥。江山阅今古，潮汐自昏朝。
丹灶凭谁问，白云为我招。登临无限感，秋景更萧条。

登桐君山

[清] 姚桂祥

为采灵芝偶一留，此山名胜已千秋。

仙踪落落归何处，江水茫茫空自流。

济世犹传君秘箓，逃名却笑客披裘。

褰衣直上最高处，万树桐花乱扑头。

登桐君山

[清] 邢镜祥

桐江之水本澄清，桐庐之山更嶙峥。

昔有异人来采药，指桐为姓传其名。

桐君占住桐君山，桐庐桐君不等闲。

此山得君重千古，此君得山超尘寰。

我辈来此一登临，豁其眼界爽其心。

回忆年少读书时，岭上浮云变古今。

（余幼时在山读书）

自从历劫遇红羊，绀字已成瓦砾场。

当日桐君何处去，寒山空自对斜阳。

惨淡经营三十年，丹炉依旧起苍烟。

巍峨宫殿山巅矗，金碧辉煌胜似前。

世间人事易更变，况复光阴迅如箭。

眼花齿落鬂发苍，大异庐山幼时面。

今我何曾非故我，不及桐君山一朵。

山经劫后复嫮妍，我值燹余仍坎坷。

此中通塞谁司柄，且寻欢乐且安命。

邀朋玩景上山楼，峰似画屏水似镜。

后即仲若听鹂处，前是子陵钓鱼渚。

一时邻并尽高人，堪作桐君诗酒侣。

愧我空腹对诸友，强学吟诗强饮酒。

何妨特拟登山题，消夏宴开逢六九。

酒酣诗成心未足，愿续桐君长生篆。

岁岁秋寻寺后山，预买杭州好画烛。

桐君山怀古

［清］臧槐

桐庐县前桐江侧，上有桐山高百尺。

竹木阴浓四面环，千载山名称藉藉。

两间石屋白云里，闻君桐君曾隐此。

桐君不知何许人，炼丹采药逃尘市。

吁嗟富贵谁消受，一梦黄粱复何有。

十二万年一局棋，百千万劫一杯酒。

我今吊古不胜愁，昔人羽化作仙游。

仙踪剩有山名在，塔影摇空映碧流。

[叁] 桐君传说故事选

三皇五帝时代的历史，史料中并无明确记载，多存在于传说中。现桐君山和桐君老人相关的传说故事，也传承了桐君老人悬壶济世、治病救人的桐君精神。《桐君老人斗瘟神》《桐君老人采药大奇山》《桐君白塔的来历》《十兄弟吊金钟》等一系列传说故事，从不同角度反映了桐君老人采中草、炼丹药、战瘟疫、救民生的伟大功绩，也诠释了人们对桐君的崇敬和爱戴之情。这里选录一篇，以飨读者。

悬壶济世的大慈善家
——桐君老人的故事

在很久很久以前的黄帝时期，桐君山脚下的江水不像现在这样宁静美好得像块翡翠。老百姓最怕五月份，春暖花开过后就是江水泛滥，暴涨的洪水冲走房屋庄稼不说，水灾后面往往还跟着可怕的瘟疫。江边的百姓没有房屋住，没有粮食吃，家家户户还有一两个生病的家人需要照顾，这样的日子让人怎么过啊？

住在江边的小江本来是个健康活泼的少年，可是现在的他瘦成皮包骨头，家里爸爸妈妈先后染病去世，现在与他相依为命的爷爷也染上了瘟病，躺在一棵梧桐树下奄奄一息。孝顺的小江听说东山离天上的神仙很近，跪在那儿许个愿可以让神仙们听见，或许去试试看可以让神仙下凡来救救爷爷吧。于是小江忍着饥饿往东山上慢慢地挪。也不知走了多久，头昏眼花的小江终于来到了东山上，远远看到一个白胡子爷爷向他走来。小江心想：哎呀，到底是神仙，我还没有许愿，就知道了我的心事，派了这个白胡子神仙爷爷来了。小江一阵激动，一下子就晕过去了。等他醒来时，发现自己躺在一片绿阴树下，四周有一股好闻的药香。

他撑起身子，看到地上有个炉子，药香就是从那炉子里散发出来的。他还看到刚才那个白胡子爷爷正忙着把一颗颗黑乎乎的东西装进一个很大的葫芦里。白胡子爷爷听到响声，转头发现小江醒来了，连忙端了一碗汤水递给小江。新鲜美味的鱼汤让小江的鼻子酸酸的，他一下子想起死去的爸爸妈妈，想起还躺在地上的爷爷，眼泪顿时就流了下来。他一下子跪在白胡子爷爷脚下，恳求神仙爷爷发发善心去救救自己的爷爷。白胡子爷爷把小江扶起来，让他放心，并从自己的大葫芦里倒出三颗药丸，用一张干荷叶包好放到小江的手上，叮嘱他每天给爷爷服用一颗，连服三天。临走时，白胡子爷爷还从一个背篓里找出几棵绿草，告诉小江说这是醉鱼草，肚子饿时，把醉鱼草用石头碾碎，就会有白色的泡沫出来，流进小溪，鱼很快会醉倒，这样抓鱼很方便就不会挨饿了。小江感激地朝白胡子爷爷拜了三拜，急急地下山去了。

他按照神仙老爷爷交待的方法给自己的爷爷喂了药，还抓了好多的鱼给自己和爷爷吃。三天过后，神奇的事情发生了，本来快要断气的爷爷居然能坐起来了。邻居们都很奇怪，纷纷来问小江到底发生了什么事情。小江告诉乡亲们，自己在东山上遇到了一个白胡子神仙老爷爷，他不仅有救命的丹药，还有一种神仙草可以捕鱼。乡亲们一听都连忙赶往东山。

东山真的有一个白胡子老爷爷，此刻正坐在一棵巨大的桐树下忙着炼丹药。老爷爷看见乡亲们面黄肌瘦的样子，连忙停下手中的活，满脸慈善地朝乡亲们走来。乡亲们纷纷朝老爷爷求助，白胡子爷爷边听边点头，真的是有求必应。他挨个地询问乡亲们家里病人的情况，既耐心又细致。刚开始大家还有些紧张，担心这么多请求会让神仙爷爷生气。但是老爷爷温和慈祥的态度让乡亲们放下心来。老爷爷身边葫芦里的丹药分完了，他又从茅草屋里取出另一个葫芦来。每个乡亲的手上都分到了老爷爷的丹药。大家是又感动又难堪。什么东西都没有带来，怎么来感谢老爷爷的大恩大德呢？白胡子老爷爷似乎看出了乡亲们内心的难过，安慰大家说："我就是个采药炼丹的老头，我的丹药原本就是用来救人的，能帮得上乡亲们的忙我很开心的。"白胡子爷爷又叮嘱乡亲们："洪水过后的瘟疫期间，江里的鱼不能吃，你们若是没有粮食充饥，身体很容易生病。可以去找一种醉鱼草，捕小溪里的鱼吃，度过这段困难时期。"老爷爷说完又从一堆草药里找出醉鱼草，让乡亲们按照这样子去山里寻找，并告诉了乡亲们采摘草药的方向。白胡子老爷爷的慈善大爱深深地感动了乡亲们，大家都问老爷爷是不是天上派来救民的神仙，白胡子爷爷笑而不答，只是指了指身后那棵茂盛的桐树，就又去炼丹药去了。

下山后，乡亲们按照白胡子爷爷的嘱咐做了，家里生病的亲人服了丹药后都恢复了健康。有了醉鱼草的帮助，也度过了缺粮的困难。乡亲们非常感恩敬重这位白胡子老爷爷，很想知道这位老爷爷是从哪来又叫什么，但是老爷爷每次都只是谦和地指指身后的大桐树，一直没有说出自己的名字。于是乡亲们干脆称这位乐于救人、慈善无私的白胡子爷爷是"桐君老人"，老爷爷居住的这座东山也改名为桐君山，山下的那条江也唤做桐江。

其实桐君老人品金石草木，根据它们的药性将中药分成上、中、下三等，是中国古代最早的药学家。他还提出君臣佐使的中医药处方格律，后世尊其为"中药鼻祖"。他不仅自己悬壶济世、大爱无私，据说他的徒弟雷公也继承了他的衣钵和精神。著名的雷公藤就是雷公发现的。雷公藤原本极毒，但经过雷公引种，配合其他的草药，雷公研制出了一种极好的菜虫药，可以杀死所有的害虫。这样就节省了很多的劳力，又提高了农作物的产量。雷公同样无私地把制作方法传授给乡亲们。雷公像桐君老人一样希望通过自己的慈善行为让老百姓都过上安居乐业的生活。

所以说，当年居住在桐君山上的桐君老人，可以说是最早的慈善家呢！桐君老人的慈心善举，不仅给当地百姓带来了健康和安宁，更在当地百姓心中埋下了慈善的种子，心怀慈善之心，践行慈善之举的良好传统，一直在当地流传。

（作者：刘月萍）

参考文献

1. 民国《桐庐县志》。

2. 光绪《分水县志》。

3.《方舆胜览》，[宋]祝穆撰，[宋]祝洙增订，中华书局，2003 年版。

4.《图解神农本草经》，高海波、谭兴贵编，江苏凤凰科学技术出版社，2020 年版。

5.《本草纲目》，[明]李时珍撰，山西科学技术出版社，2020 年版。

6.《全注全译黄帝内经》，张登本、孙理军主编，新世界出版社，2010 年版。

7.《本草文献十八讲》，王家葵著，中华书局，2020 年版。

8.《桐君医脉验案——桐庐老中医学术经验选集（第二集）》，刘柏洪主编，中国中医药出版社，2019 年版。

9.《桐君山诗文选》，李龙、谢云峰主编，北京日报出版社，2020 年版。

10.《桐庐民间传说故事集》，王樟松、徐小龙、李龙主编，

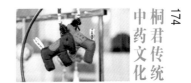

杭州出版社，2017 年版。

11.《创业之路——30 位浙商创始人的成功实践》，新时代丛书编委会，中国市场出版社，2020 年版。

后记

桐君传统中药文化，是中华民族智慧的结晶，犹如一颗璀璨的明珠，闪耀着千年的光芒。它不仅承载着历史的记忆，更是为人类的健康事业作出了应有的贡献。

《桐君采药录》是目前考证有文字记载已来最早的药物学专著，对祖国中医药学的发展产生了深远的影响。从古代的《桐君采药录》到如今的中药现代化，桐君传统中药文化不断与时俱进。现代科技为中医药的研究和应用提供了新的手段和方法，使得中医药在疾病治疗、保健养生等领域发挥着越来越重要的作用。以桐君谷为代表的大批中医药企业秉持着传承与创新的理念，不断将非遗文化成果转化，研发出安全有效的中药产品，为人们的健康贡献力量。此外，中医药文化还融入了日常生活，如中药药膳、中药美容等，为人们的生活增添了更多健康元素。

在全球化的背景下，桐君传统中药文化也必将走出国门，走向世界。越来越多的国际友人开始关注和接受中医药，中医药文化成为了中外文化交流的桥梁。让我们共同珍视桐君传统中药文化这一宝贵财富，不断推动其现代化发展，使之更好地服务于人类健康。同时，积极传播中药文化，让世界了解中国智慧，为全球健康事业作出更大的贡献。

桐君传统中药文化，是祖先留给我们的宝贵历史文化遗产，也是祖国传统文化的杰出代表。让我们共同努力，传承精华，守正创新，让这一古老而神奇的优秀文化永远流传下去。药祖文化，亘古灿烂，见证历史，我们一起传承！

本书的图片一部分为本书作者提供，一部分为桐庐非遗保护中心提供，衷心地感谢所有在书稿编纂中给予我们指导帮助的各界人士。书稿虽几经修改，但难免仍有疏漏，不当之处恳请各位领导、专家、学者和读者批评指正。

编者著

2023 年 1 月

图书在版编目（CIP）数据

桐君传统中药文化 / 申屠银洪，沈红霞编著 . -- 杭州 : 浙江古籍出版社，2024.5

（浙江省非物质文化遗产代表作丛书 / 陈广胜总主编）

ISBN 978-7-5540-2767-7

Ⅰ . ①桐… Ⅱ . ①申… ②沈… Ⅲ . ①中国医药学—文化—介绍—浙江 Ⅳ . ① R2-05

中国国家版本馆 CIP 数据核字 (2023) 第 201159 号

桐君传统中药文化

申屠银洪　沈红霞　编著

出版发行	浙江古籍出版社
	（杭州市环城北路177号　电话：0571-85068292）
责任编辑	奚　静
责任校对	吴颖胤
责任印务	楼浩凯
设计制作	浙江新华图文制作有限公司
印　　刷	浙江新华印刷技术有限公司
开　　本	960mm×1270mm 1/32
印　　张	5.875
字　　数	109千字
版　　次	2024 年 5 月第 1 版
印　　次	2024 年 5 月第 1 次印刷
书　　号	ISBN 978-7-5540-2767-7
定　　价	68.00 元

如发现印装质量问题，影响阅读，请与本社市场营销部联系调换。